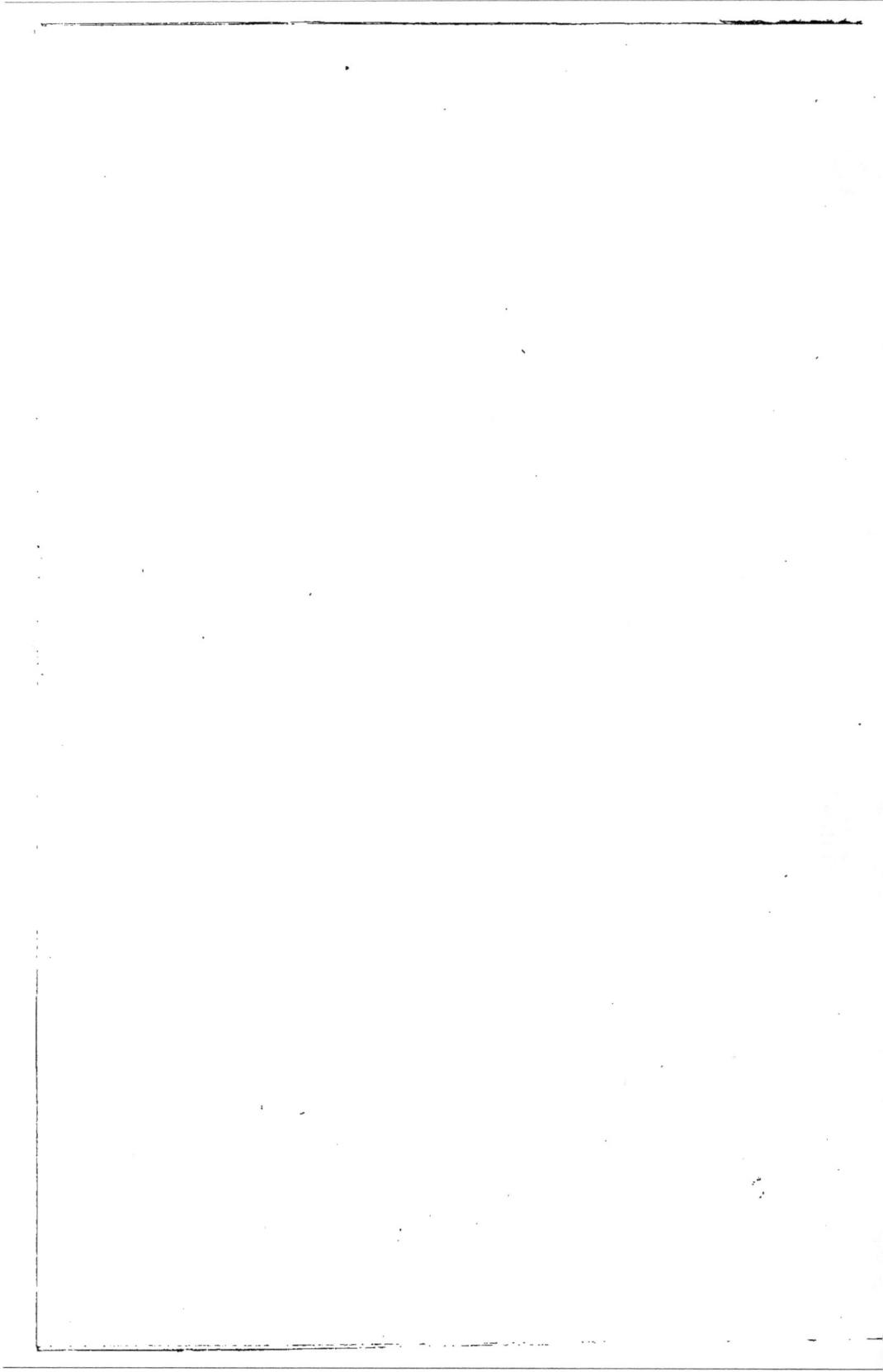

MINISTÈRE DE L'INSTRUCTION PUBLIQUE

CAISSE NATIONALE DES RECHERCHES SCIENTIFIQUES

RECHERCHES

SUR

L'ÉPURATION BIOLOGIQUE ET CHIMIQUE
DES EAUX D'ÉGOUT

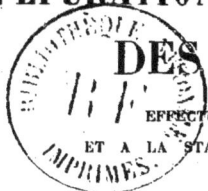

EFFECTUÉES A L'INSTITUT PASTEUR DE LILLE

ET A LA STATION EXPÉRIMENTALE DE LA MADELEINE

PAR

LE Dᴿ A. CALMETTE

Membre correspondant de l'Institut et de l'Académie de Médecine

AVEC LA COLLABORATION DE MM.

E. ROLANTS
Chef de laboratoire à l'Institut Pasteur de Lille

E. BOULLANGER
Chef de laboratoire à l'Institut Pasteur de Lille

F. CONSTANT
Préparateur à l'Institut Pasteur de Lille

L. MASSOL
Chef de laboratoire à l'Institut Pasteur de Lille

QUATRIÈME VOLUME

PARIS

MASSON ET Cⁱᵉ, ÉDITEURS

120, BOULEVARD SAINT-GERMAIN

1909

RECHERCHES

SUR

L'ÉPURATION BIOLOGIQUE ET CHIMIQUE

DES EAUX D'ÉGOUT

63357. — Imprimerie LAHURE, 9, rue de Fleurus, à Paris.

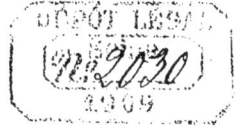

MINISTÈRE DE L'INSTRUCTION PUBLIQUE

CAISSE NATIONALE DES RECHERCHES SCIENTIFIQUES

RECHERCHES

SUR

L'ÉPURATION BIOLOGIQUE ET CHIMIQUE
DES EAUX D'ÉGOUT

EFFECTUÉES A L'INSTITUT PASTEUR DE LILLE

ET A LA STATION EXPÉRIMENTALE DE LA MADELEINE

PAR

LE Dʀ A. CALMETTE

Membre correspondant de l'Institut et de l'Académie de Médecine

AVEC LA COLLABORATION DE MM.

E. ROLANTS
Chef de laboratoire à l'Institut Pasteur de Lille

E. BOULLANGER
Chef de laboratoire à l'Institut Pasteur de Lille

F. CONSTANT
Préparateur à l'Institut Pasteur de Lille

L. MASSOL
Chef de laboratoire à l'Institut Pasteur de Lille

QUATRIÈME VOLUME

PARIS
MASSON ET Cⁱᵉ, ÉDITEURS
120, BOULEVARD SAINT-GERMAIN

1909

INTRODUCTION

Lorsqu'en 1902 nous entreprîmes nos premières recherches sur l'*épuration biologique des eaux d'égout*, très peu de personnes connaissaient, en France et dans la plupart des pays d'Europe, les résultats fort encourageants fournis par l'application de cette méthode dont le principe avait été d'abord établi par *Hiram Mills* à la station expérimentale de *Lawrence* (*Massachusets*) et qui fut successivement perfectionnée à *Sutton* et à *Barking*, près de *Londres*, par *W. J. Dibdin*; puis à *Manchester* et à *Leeds*, par *Sir Henry Roscoe, P. Frankland, Gilbert J. Fowler* et le *colonel Harding*; à *Hambourg*, par *Dunbar*, et enfin par nous-même en *France*.

Les hygiénistes et les ingénieurs sanitaires estimaient alors que l'épandage avec utilisation agricole, tel qu'on le pratiquait aux environs de Paris, à *Gennevilliers* et à *Achères*, et aussi à *Reims*, devait être considéré comme la solution la plus parfaite et la plus économique du grave problème de l'assainissement des villes.

Pourtant l'opinion publique commençait à s'inquiéter de certaines accusations portées contre l'*épandage*. Et, quoique la plupart des méfaits imputés à cette méthode fussent considérablement exagérés, il fallait bien se rendre à l'évidence et admettre qu'elle était *inapplicable dans le plus grand nombre des cas, parce qu'il est exceptionnel de trouver, aux environs immédiats des grandes villes, des terrains suffisamment vastes, peu coûteux et d'une perméabilité convenable.*

La ville de Paris elle-même n'est jamais parvenue à traiter la totalité de ses eaux d'égout sur les 6000 hectares de terres irrigables dont elle dispose, et l'application progressive du tout à l'égout l'oblige à rechercher d'autres moyens pour éviter les déversements directs d'eau non épurée en Seine. Aussi dut-elle entreprendre à son tour des essais qui sont actuellement poursuivis à *Gennevilliers*, sous la haute direction de M. l'ingénieur en chef *Colmet-Daage*, successeur de M. *Bechmann*. Pressé davantage encore par les circonstances, le département de la Seine n'a pas hésité à réaliser immédiatement au *Mont-Mesly*, près de *Créteil*, une première station qui assure déjà l'épuration biologique de 10000 mètres cubes par jour d'eaux d'égout provenant de *St-Maurice* et de *Maisons-Alfort*.

Au cours de cette année 1908 et depuis la publication des trois premiers volumes de nos *Recherches*, d'assez nombreuses applications du système biologique ont été effectuées en France. Mais la seule un peu importante, en dehors de *Paris* et de *Lille*, est celle de *Toulon* que nous avons précédemment décrite. Beaucoup d'autres sont à l'état de projets; plusieurs de ceux-ci sont déjà approuvés par le Conseil supérieur d'hygiène publique, en particulier ceux des villes de *Mâcon*, de *Privas*, de *Villeneuve-Saint-Georges*. On peut espérer désormais que ces exemples seront suivis. Le temps est proche où les municipalités se préoccuperont, plus que la plupart d'entre elles ne l'ont fait jusqu'ici, de sauvegarder la santé publique en protégeant les nappes aquifères souterraines et les rivières contre les pollutions si dangereuses produites par les puisards ou puits perdus, par les fosses fixes ou par les déversements directs des égouts dans les cours d'eau.

Nous aurions déjà fait plus de progrès sans doute si, à l'exemple de l'Angleterre et de l'Allemagne, nous avions abordé tout de suite et partout l'étude du problème de l'assainissement urbain collectif, au lieu de tolérer dans nos villes ces multiples petites installations soi-disant sanitaires qui, sous les dénominations les plus variées, n'ont procuré que des déboires et coûté beaucoup d'argent aux propriétaires d'immeubles séduits par les fallacieuses promesses qui s'étalaient dans les prospectus de leurs inventeurs.

Heureusement aujourd'hui, grâce à l'intervention et au droit de contrôle du Conseil supérieur d'hygiène publique ou des conseils départementaux et des commissions sanitaires, le danger très réel de voir se propager l'adoption de ces systèmes qui, sous un masque scientifique, ont fait tant de dupes, est à peu près conjuré. Les villes, les grands établissements industriels, ne se hasardent plus à faire construire des fosses septiques et des lits bactériens sans solliciter l'examen de personnalités scientifiques compétentes, ingénieurs, chimistes et bactériologistes, capables de les éclairer en toute indépendance sur le procédé d'épuration, sur le mode d'adduction ou de distribution dont le choix s'impose comme devant être plus économiques et plus efficaces suivant chaque circonstance.

Il est désirable qu'il en soit toujours ainsi dans l'avenir. On doit souhaiter aussi qu'après leur mise en service, toutes les stations d'épuration dont le bon fonctionnement intéresse la santé publique ou la salubrité des cours d'eau, soient périodiquement visitées et surveillées. Par l'intervention opportune d'un bactériologiste familiarisé avec la connaissance des phénomènes biologiques qui s'accomplissent dans les fosses septiques ou sur les lits bactériens, on évitera presque toujours des réparations prématurées et coûteuses.

Nous avons déjà indiqué qu'en Allemagne ces conseils et ce contrôle permanents incombent à une institution officielle (*KK. Versuchs- und Prüfungsanstalt Wasserversorgung and Abwasserbeseitigung*, Kochstrasse 75, Berlin W.) qui, depuis 1901, date de sa création, rend les plus grands services. Le ministère de l'Instruction publique prussien, dont elle dépend, lui assure chaque année un budget minimum de 150 000 *marks* (162 000 francs). Une organisation analogue s'impose en France et il semble que notre caisse nationale des Recherches scientifiques, qui peut recevoir chaque année une importante subvention prélevée spécialement sur les fonds du pari mutuel pour les études relatives à l'épuration des eaux d'égout, n'aurait aucune peine à la réaliser.

Nous exprimons le vœu qu'elle veuille bien s'en préoccuper et qu'elle parachève ainsi l'œuvre de haute portée sociale que sa généreuse intervention nous a permis de poursuivre. Notre concours le plus dévoué lui reste acquis et nous nous estimerons heureux, mes collaborateurs et moi, s'il lui paraît que nos modestes efforts ont répondu à la confiance dont elle nous a honorés.

Dr A. CALMETTE.

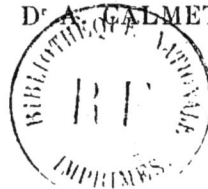

RECHERCHES

SUR

L'ÉPURATION BIOLOGIQUE ET CHIMIQUE DES EAUX D'ÉGOUT

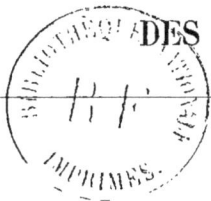

CHAPITRE PREMIER

LA STATION EXPÉRIMENTALE DE LA MADELEINE

Les agrandissements successifs, puis les transformations que nous avons jugé nécessaire de faire subir à notre station expérimentale de *la Madeleine* ont apporté de tels changements aux dispositifs décrits dans le premier et dans le second volume de ces recherches, que nous croyons indispensable d'en donner ici une nouvelle description et un plan représentant exactement son état actuel.

Les résultats de nos expériences antérieures sur le fonctionnement des lits de contact et sur le travail comparé des fosses septiques ouvertes à l'air libre ou fermées, nous avaient suffisamment renseignés, d'une part sur la supériorité incontestable des lits bactériens percolateurs pour l'épuration des eaux résiduaires de *la Madeleine*, d'autre part sur les inconvénients réels que présentent les fosses septiques couvertes, pour nous déterminer à adopter d'importantes modifications à notre installation primitive.

Actuellement nous disposons d'une surface totale de 690 mètres carrés de lits percolateurs, sur lesquels nous pourrons traiter en 1909 une moyenne de 700 *mètres cubes d'eau par jour*, c'est-à-dire à peu près la totalité de ce que débite en temps normal l'égout de *la Madeleine*.

Les anciens lits de contact ont été supprimés.

CALMETTE. -- IV.   1

La fosse septique *couverte* a été transformée en fosse *ouverte*, semblable à celle qui existait précédemment. Les chambres à sable ont été agrandies, et on a construit des bassins d'échantillonnage permettant de recueillir séparément et simultanément des échantillons moyens d'eau brute, d'eau sortant de chacune des deux fosses septiques ouvertes, et de chaque groupe de lits percolateurs.

Enfin on a aménagé, outre l'ancien aquarium qui ne pouvait être alimenté d'eau épurée que d'une façon intermittente, un vaste bassin à poissons que traverse incessamment l'effluent des nouveaux lits.

Les appareils de distribution automatique auxquels notre choix s'est arrêté sont exclusivement les siphons à décharge intermittente des types *Geneste-Herscher* et *Parenty*. Mais nous avons continué à expérimenter le *distributeur rotatif Fiddian*, et nous étudierons tous les appareils analogues qui, mis à notre disposition par leurs inventeurs ou constructeurs, nous paraîtraient offrir quelque avantage sérieux, particulièrement au point de vue économique.

*
* *

Le plan général de la station expérimentale de *la Madeleine* comporte : (Voir *planches* I et II et *fig.* 1, 2 et 3).

En *a* l'arrivée de l'eau brute qui était primitivement évacuée par gravitation dans la Basse-Deûle et qu'un barrage, formant déversoir de sûreté, oblige actuellement à passer par nos bassins d'épuration. L'eau traverse d'abord une grille à tiges de fer espacées de $0^m,06$, destinée à retenir les corps flottants volumineux, et un régulateur de débit, système *Parenty*, que nous avons décrit en détail, page 280 de notre volume II. Elle se répartit ensuite en *b* entre deux chambres à sables S et S' de $15^{m3},50$ de capacité chacune. Les dimensions de ces fosses sont :

Longueur $2^m,50$.

Largeur $3^m,10$.

Profondeur 2 mètres.

En amont du régulateur de débit, un déversoir de trop plein assure l'évacuation à la rivière par *ab*, en cas d'arrivée

Emplacement de l'usine d'épuration
chimico-bactérienne.

W.C.

Fosse à sable

Fosse septique N° 1

Passerelle

Capacité   275 m.c.

Fosse septique N° 2

Capacité   27,5 m.c.

Fosse pour le dépôt des boues provenant des fosses septiques

Emplacement d'un distributeur Scott-Moncrieff

Lit bactérien

à

percolation

Tubes en fonte "D = 0ᵐ 60"

Lit bactérien

à

percolation
surface 1600ᵐ

poissons

Distributeur automatique Fiddian

Prise d'échantillons de l'eau épurée.

Prise d'échantillon de l'eau brute

Prise d'échantillons de l'eau épurée

Bureau   Magasin
Laboratoire

halage

Chemin   de

CANAL   DE   LA   BASSE - DEULE

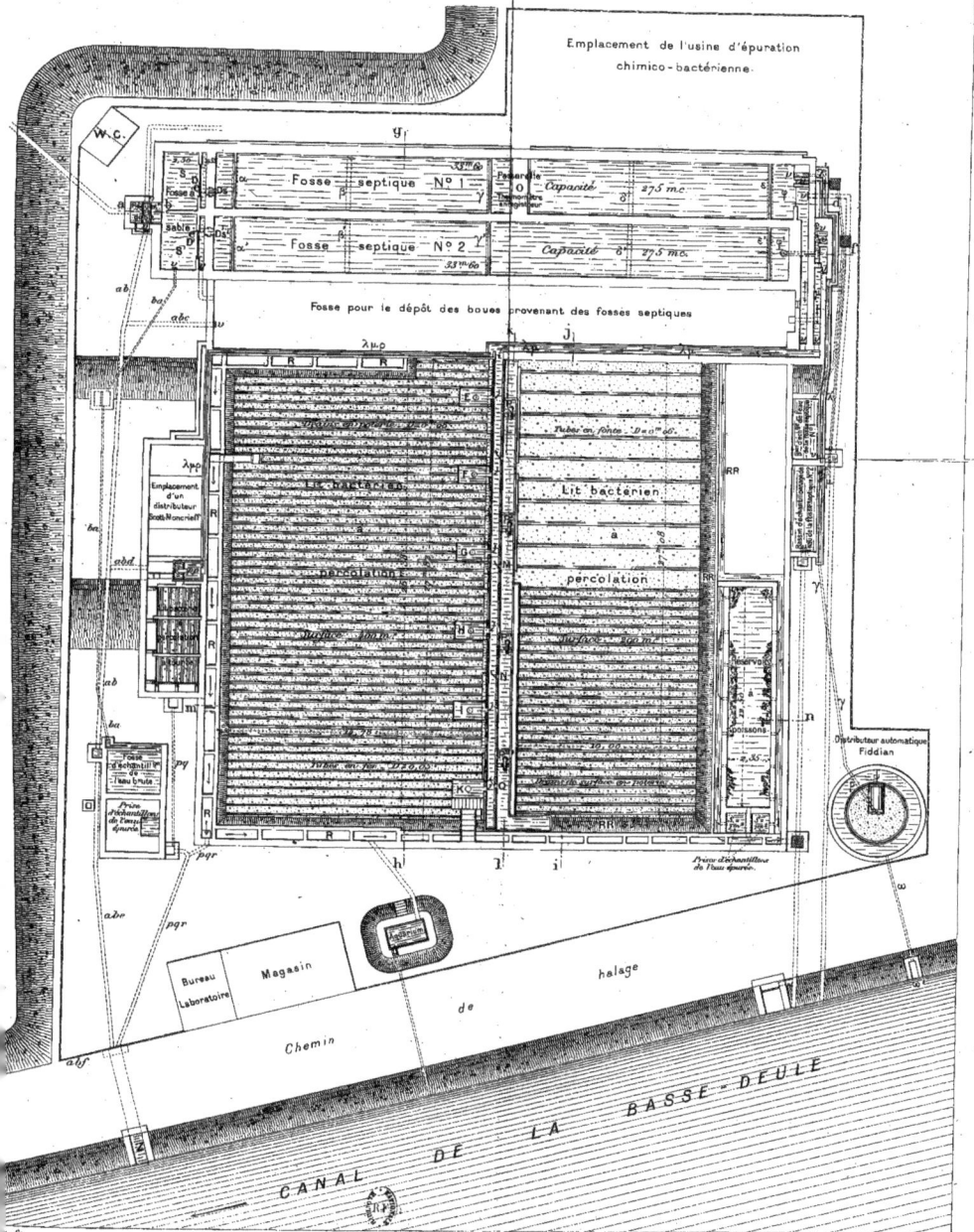

STATION EXPÉRIMENTALE DE LA MADELEINE.

Imp. Dufrénoy, Paris.

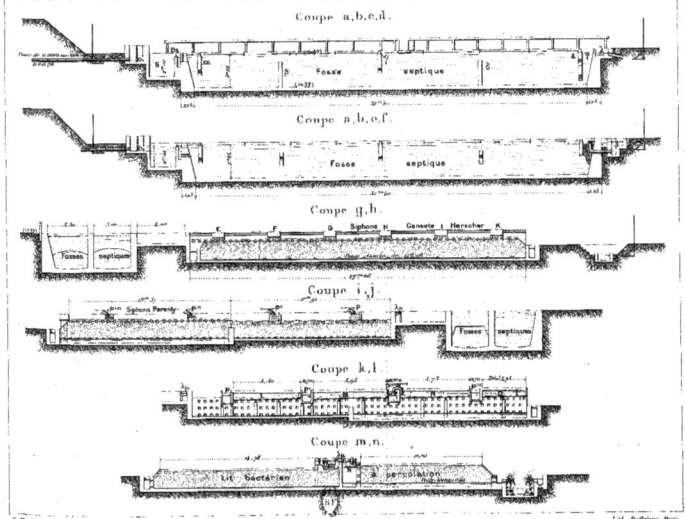

Coupe a, b, c, d.

Coupe a, b, c, f.

Coupe g, h.

Coupe i, j.

Coupe k, l.

Coupe m, n.

STATION EXPÉRIMENTALE DE LA MADELEINE.

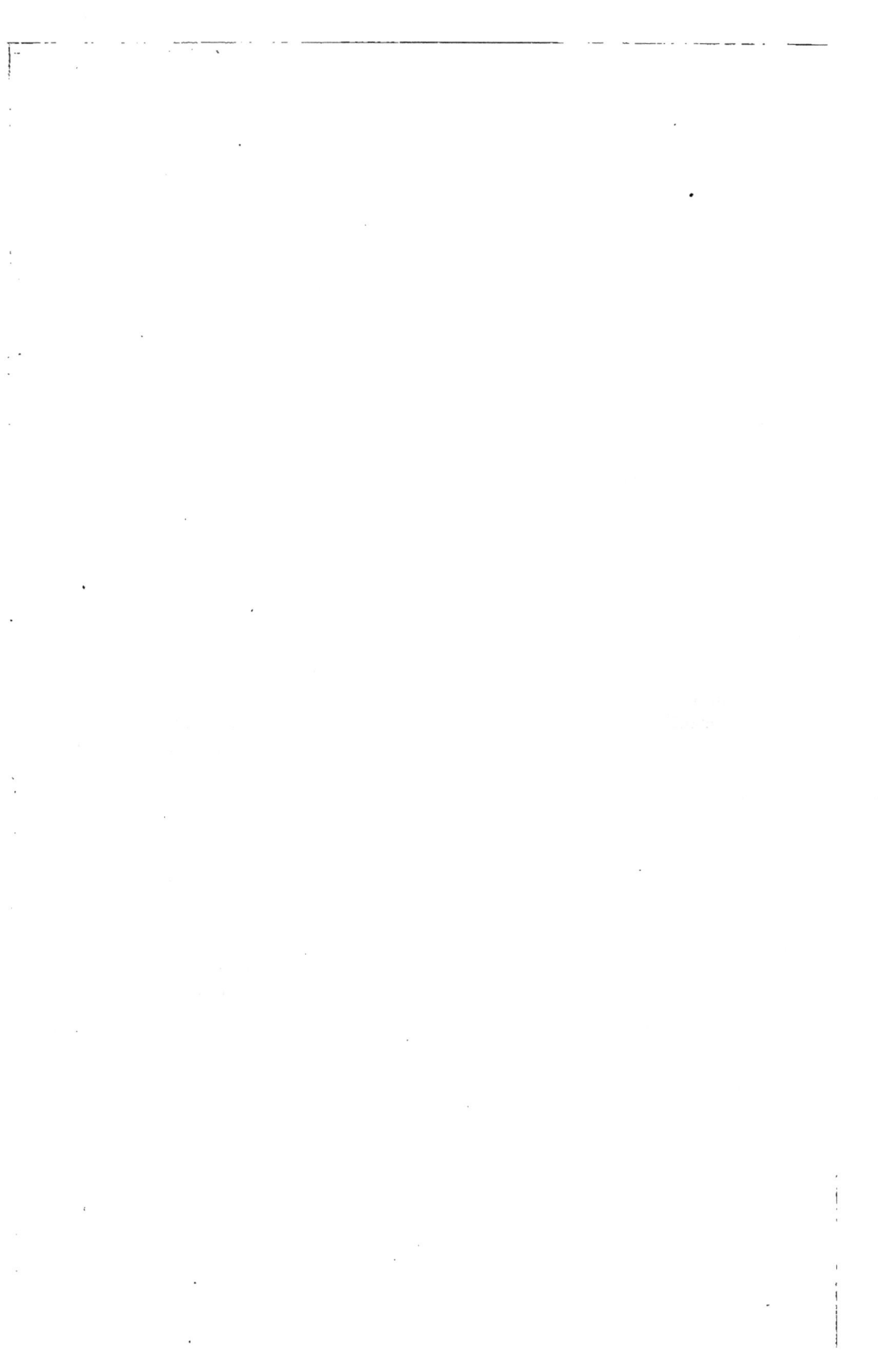

brusque d'un grand volume d'eau. Le déversoir est placé à $0^m,80$ au-dessus du niveau d'écoulement minimum.

Dans l'une des parois de la chambre à sables S′, une petite vanne v permet de diriger sur ba un centième du débit total de a vers une fosse d'échantillonnage pour les analyses quotidiennes d'eau brute.

Chaque chambre à sables est pourvue d'un déversoir de $1^m,98$ de largeur D et D′ d'où les eaux, débarrassées des corps lourds en suspension, vont par Ds et D′s′ dans les deux fosses septiques n°s 1 et 2.

Fosses septiques. — La capacité utile de chacune des fosses est de 282 mètres cubes, soit 564 mètres cubes au total et leurs dimensions sont :

Longueur moyenne 33 mètres (longueur en surface $= 33^m,60$).

Largeur 3 mètres.

Profondeur $2^m,85$.

A leur extrémité opposée au point d'entrée des eaux, elles portent un déversoir divisé en trois lames : l'une, la plus grande, large de $0^m,99$ conduit aux lits bactériens par $\lambda\mu$ l'effluent à épurer ; les deux autres de $0^m,01$ d'ouverture, servent alternativement ou simultanément pour conduire par λ' ou par μ' une fraction du liquide sortant des fosses septiques à l'un ou à l'autre des bassins d'échantillonnage numérotés 1 et 2, ou bien à l'appareil *Fiddian* représenté sur le plan, à droite des lits percolateurs.

Arrivant des chambres à sables par Ds et D′s′, l'eau d'égout brute entre dans les fosses septiques 1 et 2 et s'y débarrasse des matières organiques en suspension qu'elle contenait. Son séjour dans l'une ou l'autre fosse varie suivant le débit du régulateur *Parenty*. Les chicanes de surface α, γ, ε, et les chicanes de fond β, δ, assurent une décantation aussi parfaite que possible. Leurs dispositions respectives sont indiquées sur le plan par les coupes $a\,b\,c\,d$ et $a\,b\,e\,f$.

De simples planches transversales, non représentées dans la figure, plongeant seulement de $0^m,10$ dans le liquide, coupent la surface des fosses septiques en rectangles, assurant la retenue des graisses et autres corps flottants qui forment chapeau.

Vers le milieu de la fosse n° 1 une passerelle en ciment armé porte un thermomètre enregistreur qui indique en toutes saisons la température de l'eau à 2 mètres de profondeur.

Dans la dernière portion φ et φ' nous avions primitivement installé un filtre constitué par des cailloux, pour retenir dans chaque fosse les matières qui pouvaient avoir échappé aux actions de fermentation anaérobie. Cette précaution a été, depuis, jugée inutile parce que la longueur des fosses étant très suffisante pour assurer une solubilisation convenable,

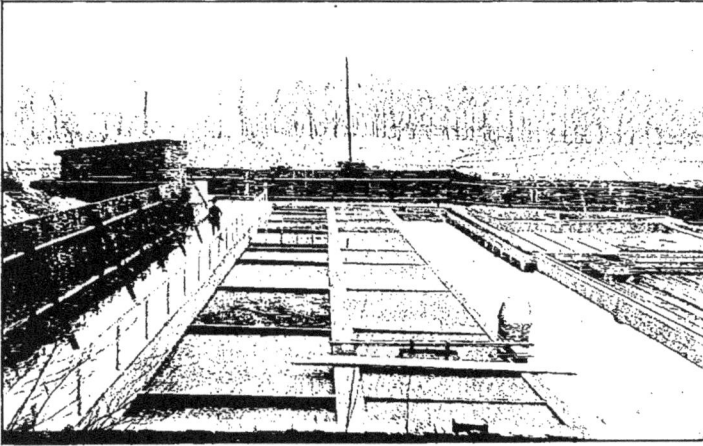

Fig. 1.   Fosses septiques de la Madeleine.

l'effluent ne renferme jamais de matières en suspension en quantités gênantes.

Le dragage des fosses est effectué, lorsqu'il y a lieu (une fois par an environ) avec des dragues à main, sans les vider. Ainsi leur fonctionnement n'est pas interrompu. Il eût été préférable d'aménager le fond avec une partie déclive en forme de cuvette, d'où une vanne eût permis d'évacuer partiellement de temps à autre les boues déposées; mais cela n'a pas été possible à *la Madeleine* parce que le fond des fosses dut être construit dans un terrain très aquifère, au-dessous du niveau de la Basse-Deûle toute voisine.

Toutefois, pour nous rendre compte aussi exactement que

possible des quantités de boues enlevées par dragage à chaque fosse, et pour analyser des échantillons moyens de ces
boues, nous disposons d'un vaste bassin complètement ci-
menté, de 55^m,60 de longueur (comme les fosses septiques)
et de 0^m,50 de profondeur seulement. Le produit de chaque
dragage y est déposé, puis extrait après dessiccation convenable pour être pesé et analysé.

L'effluent des fosses septiques s'écoule par gravitation dans
une rigole en ciment armé $\lambda \mu$, établie le long de ce bassin à
boues, puis dans une autre rigole perpendiculaire à la précé-

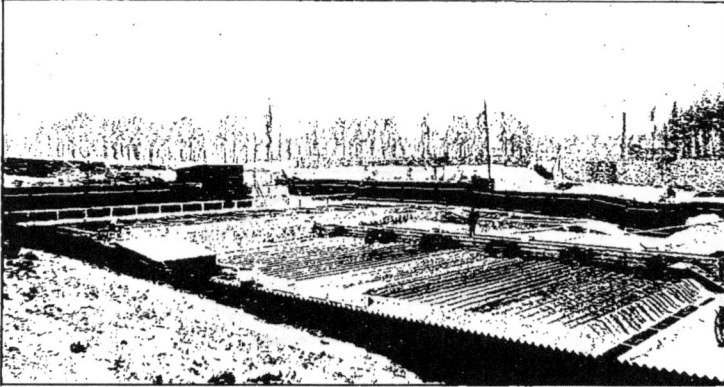

Fig. 2.   Vue générale des lits percolateurs de la Madeleine.

dente, qui alimente directement les réservoirs de chasse en
tôle E, F, G, H, I, K à gauche et les réservoirs de chasse
L, M, N, O à droite, ces derniers en ciment armé.

Les premiers de ces réservoirs (E, F, G, H, I, K) ont chacun 600 litres de capacité et portent chacun en leur milieu de
siphon de chasse automatique et intermittente du type un
Geneste-Herscher.

L'eau à épurer arrive par le canal $\lambda \mu$; elle est introduite
par une vanne-déversoir à débit réglable dans chaque réservoir. Lorsque l'un d'eux est plein, le siphon s'amorce automatiquement et, en un laps de temps qui n'excède pas 50 secondes, tout le contenu s'échappe brusquement pour se déverser à flots dans une nochère sous-jacente à chaque réservoir,

laquelle est munie de fentes latérales ou d'ouvertures correspondant chacune à une rangée de drains ou de tubes distributeurs de surface.

Grâce à cette disposition, l'eau est très rapidement distribuée sur toute la surface du lit bactérien.

Le fonctionnement des siphons est réglé de telle sorte que chaque réservoir met *au moins* dix minutes à se remplir et *au plus* 50 secondes à évacuer son contenu sur la portion du lit bactérien qu'il doit desservir. On obtient ainsi des alternances parfaitement régulières de mouillage et d'aération des scories, et l'expérience nous a montré qu'il fallait donner aux périodes d'aération une durée minima dix fois plus longue qu'aux périodes de mouillage. L'eau trouve alors le temps de s'infiltrer dans toute la masse des scories, entraînant avec elle une grande quantité d'air indispensable à l'accomplissement des fonctions des microbes nitrificateurs.

Le lit bactérien desservi par les six réservoirs à siphons *Geneste-Herscher* a 400 mètres de superficie sur 1^m,58 de hauteur. Il est supporté par trois murs ajourés, le quatrième côté étant constitué par le mur plein qui supporte le canal d'amenée et les nochères de distribution.

Les détails de construction de ce lit ont été déjà décrits page 6 de notre volume II : nous n'y reviendrons pas. On trouvera dans le même volume II, page 7, représenté en coupe, un siphon *Geneste-Herscher*.

Les nouveaux lits à percolation que nous avons construits sur l'emplacement de nos anciens lits de contact ont 290 mètres carrés de surface, 27^m,08 de longueur, 10 mètres de largeur à la surface, 11 mètres au fond et 1^m,50 de hauteur disposée sur 1 mètre en talus.

La construction de ces lits a été effectuée avec un soin tout particulier, grâce à l'obligeant concours de *M. Saunier*, conducteur des ponts et chaussées, qui nous prête avec le plus grand dévouement sa collaboration incessante. Nous sommes heureux de saisir l'occasion qui s'offre à nous de l'en remercier.

Au lieu d'employer des scories seules, nous avons préféré utiliser ici, sauf pour la surface et pour le fond, un mélange de 3/4 de scories criblées à plus de 1 centimètre et de 1/4 de calcaire tendre (pierre à chaux) en morceaux de 5 à 6 centimètres. L'expérience nous avait montré que la nitrification s'effectue ainsi beaucoup mieux.

Ces nouveaux lits sont exclusivement desservis par quatre réservoirs en ciment armé L, M, N, O de 1000 litres de capacité, pourvus des siphons *Parenty* que nous avons décrits d'a-

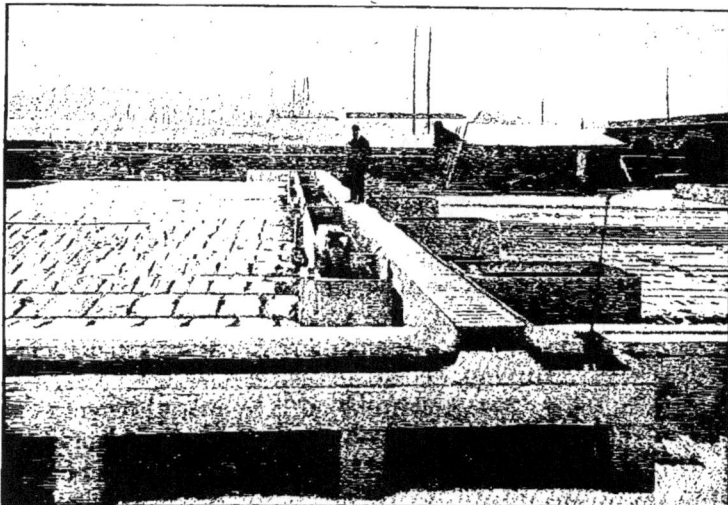

Fig. 5. — Lits percolateurs et réservoirs de chasse de la Madeleine (¹).

près les notes fournies par l'inventeur lui-même, page 275 du volume II.

Chacun des quatre réservoirs possède un compteur permettant le réglage exact du nombre de chasses fournies en vingt-quatre heures. Les siphons eux-mêmes peuvent être réglés de manière à évacuer seulement une tranche de hauteur voulue, en une minute.

L'effluent épuré s'écoule par les trois côtés du talus de scories; il est canalisé par deux rigoles cimentées R R dont l'une alimente continuellement par une série d'orifices grillagés un

(¹) Cette photographie a été prise par temps de neige. Avec des froids dépassant — 12°, le fonctionnement de ces lits percolateurs est resté parfaitement régulier.

vaste réservoir à poissons de $12^m,50$ de longueur sur $2^m,35$ de largeur. Il traverse, en outre, deux bassins d'échantillonnage qui permettent de collecter séparément l'eau épurée par chacune des deux moitiés du lit, et celle-ci se rend finalement à la Basse-Deûle.

La distribution de l'eau à traiter sur ce nouveau lit est réalisée sur une moitié par des drains de $0^m,08$ de diamètre, rangés en lignes parallèles et espacées de $0^m,50$ les unes des autres; sur l'autre moitié par des tubes en fonte de $0^m,06$ de diamètre, également parallèles et espacés de $0^m,80$. Ces tubes sont percés de trous en quinconce qui assurent, par une série de jets verticaux et obliques de chaque côté, la répartition aussi égale que possible du liquide sur la surface des scories.

Le plan II montre, suivant la coupe $g\,h$, la disposition respective des bacs distributeurs à siphon *Geneste-Herscher* et du lit bactérien; suivant les coupes $i\,j\,k\,l$ celle des réservoirs à siphons *Parenty*; enfin, suivant la coupe $m\,n$, l'ensemble des deux lits, ancien et nouveau, avec le canal d'amenée de l'eau à épurer $\lambda\,\mu$, qui les alimente.

Nous jugeons inutile de reproduire ici la description des autres dispositifs expérimentaux destinés à certaines recherches spéciales, telles que le petit lit bactérien circulaire desservi actuellement par le *Fiddian* et le lit de 14 mètres carrés de surface pour les essais d'épuration par la tourbe.

Indiquons seulement que nous venons d'installer dans une cave couverte, creusée tout exprès en profondeur, un appareil de *Scott-Moncrieff* destiné à l'épreuve des différents matériaux que l'on peut utiliser pour construire les lits et à la détermination de la hauteur que l'on doit donner à ces lits suivant la nature et le volume des eaux à traiter dans chaque localité.

Notre prochain rapport exposera les résultats des expériences faites sur les eaux de *la Madeleine* avec cet appareil qui, dans la pensée de son inventeur, doit servir en quelque sorte d'instrument de mesure international, permettant de comparer, entre elles les données fournies par les diverses stations d'épuration.

CHAPITRE II

RÉSULTATS ANALYTIQUES DES EXPÉRIENCES DE LA MADELEINE EN 1907-1908

EAU D'ÉGOUT BRUTE. — EFFLUENT DES FOSSES SEPTIQUES. EFFLUENT DES LITS BACTÉRIENS A SIPHONS PERCOLATEURS.

Du 1er juillet 1907 au 30 juin 1908 nous avons continué à faire chaque jour les analyses sommaires portant sur :

a) L'oxygène emprunté au permanganate en 4 heures ;

b) L'oxygène emprunté au permanganate en 5 minutes, avant et après incubation à 30° (pour les eaux épurées seulement), indice de putrescibilité ;

c) L'ammoniaque ;

d) Les nitrates.

En outre, en janvier, mars, mai et juin 1908, pendant une période de six jours pour chaque mois, nous avons procédé à des analyses plus complètes portant sur :

1° Les matières organiques et minérales en suspension dans l'eau brute ;

2° Les matières organiques en solution (double dosage par le permanganate en solution acide et en solution alcaline) ;

3° L'azote total ;

4° L'ammoniaque libre ou saline ;

5° L'azote organique ;

6° Les nitrates ;

7° *Les nitrites* ;

8° *Le carbone organique, total et dissous* ;

9° *L'alcalinité.*

Les méthodes employées pour ces analyses ont été décrites en détail et commentées dans le premier supplément de ces « *Recherches* » [1].

De juillet à décembre 1907 nous avons effectué simplement les analyses de contrôle de l'épuration.

De janvier à juin 1908 nous avons continué nos recherches sur le travail des fosses septiques. Les résultats et les considérations que nous pouvons en tirer sont exposés plus loin dans le chapitre III.

Nous avons estimé que deux années d'études comparées du travail d'épuration qui s'opère dans les lits bactériens de contact et de celui qui s'opère dans les lits bactériens à percolation étaient suffisantes et que nous étions fondés à supprimer définitivement nos lits de contact. Nous avons décidé la transformation de ceux-ci en lits bactériens à percolation analogues à ceux déjà existant, mais avec quelques modifications indiquées dans le précédent chapitre. Les résultats de ces dernières ne pourront être connus qu'ultérieurement.

Les quantités d'eau épurées ont été très variables, de 20 mètres cubes certains dimanches (temps sec), à plus de 400 mètres cubes en semaine. Ces variations énormes proviennent de ce que le système des égouts de *la Madeleine* est unitaire et de ce qu'ils reçoivent une grande quantité d'eaux résiduaires industrielles. Le régulateur, système *Parenty*, placé à l'arrivée des eaux, nous permettait de ne pas admettre sensiblement plus de 400 mètres cubes, mais livrait passage à tout volume inférieur. A ce sujet, nous ne saurions trop recommander aux ingénieurs chargés de construire des installations d'épuration de s'assurer que le volume maximum des eaux à traiter ne s'écarte pas trop du volume moyen prévu et de calculer les surfaces de lits bactériens en conséquence.

Pendant le premier semestre les eaux étaient reçues dans les deux fosses et l'effluent de l'une seulement, *ouverte*, était traité sur les lits bactériens à percolation.

[1] Paris, Masson, éditeur, 1908.

Pendant le deuxième semestre (janvier à juin 1908), le volume des eaux a été réduit et reçu uniquement dans les deux fosses septiques *ouvertes*; l'effluent était déversé sur les lits bactériens à percolation.

L'an prochain nous serons en mesure d'épurer la totalité des eaux venant de l'égout de *la Madeleine*, quel que soit leur volume.

**
* **

Les analyses ont été effectuées comme les années précédentes en prélevant des échantillons moyens de 24 heures dans les bassins d'échantillonnage.

Le tableau I indique les résultats fournis par les analyses complètes de six périodes de six jours chacune.

Les autres tableaux et les graphiques ont été établis d'après les moyennes par semaine.

A. **Oxygène absorbé en 4 heures.** — Cette détermination très rapide permet de suivre journellement le travail d'épuration.

Les volumes d'eau traités ayant été le plus souvent supérieurs à ceux de l'année précédente, les résultats ont été aussi un peu plus élevés (*Tableau* II, *graphique* 1). De plus la pollution de l'eau brute a été de beaucoup plus intense que celle de 1906-1907 comme le montre la comparaison des moyennes pour 7 mois en 1906-1907 et pour 12 mois en 1907-1908.

	Eau brute.	Effluent des fosses septiques.	Effluent des lits bactériens à percolation.
1906-1907	29,3	26,5	5,0
1907-1908	48,6	43,0	7,2

D'après ces nombres le coefficient d'épuration obtenu est plus élevé que celui de l'année précédente : 83 *pour* 100 *en* 1906-1907 ; 86 *pour* 100 *en* 1907-1908.

**
* **

B. **Ammoniaque libre ou saline.** — L'augmentation de la quantité d'ammoniaque indique également une plus forte

TABLEAU I. — **Résultats analytiques fournis**

DATE DE LA PRISE	NATURE DE L'ÉCHANTILLON	VOLUME MOYEN EN MÈTRES CUBES PAR 24 HEURES	ALCALINITÉ EN CO³Ca	MATIÈRES EN SUSPENSION		OXYGÈNE ABSORBÉ		
				ORGANIQUES	MINÉRALES	EN 3 MINUTES	EN 4 HEURES	APRÈS 7 JOURS D'INCUBATION À 30 DEGRÉS
Du 8 au 14 décembre 1907	Eau brute	167,0	"	408,0	625,0	"	57,4	"
	Effluent des fosses septiques	167,0	"	"	"	"	32,3	"
	Effluent des lits bactériens à siphons percolateurs	255,0	"	"	"	1,9	5,5	1,6
Du 16 au 22 février 1908	Eau brute	229,0	405	241,0	282,0	"	45,5	"
	Effluent de la fosse septique	229,0	595	"	"	"	57,9	"
	Effluent des lits bactériens à siphons percolateurs	224,0	282	"	"	2,4	6,4	2,2
Du 16 au 22 mars 1908	Eau brute	299,0	465	491,0	576,0	"	45,7	"
	Effluent des fosses septiques	299,0	475	"	"	"	42,4	"
	Effluent des lits bactériens à siphons percolateurs	295,0	555	"	"	2,7	7,0	2,7
Du 12 au 18 avril 1908	Eau brute	293,0	506	137,0	151,5	"	56,4	"
	Effluent des fosses septiques	293,0	520	"	"	"	55,8	"
	Effluent des lits bactériens à siphons percolateurs	287,0	430	"	"	4,1	11,8	5,5
Du 10 au 16 mai 1908	Eau brute	250,0	513	66,6	78,5	"	51,9	"
	Effluent des fosses septiques	250,0	487	"	"	"	51,5	"
	Effluent des lits bactériens à siphons percolateurs	219,0	375	"	"	2,8	8,5	2,7
Du 21 au 27 juin 1908	Eau brute	517,5	461	81,5	107,0	"	57,5	"
	Effluent des fosses septiques	517,5	475	"	"	"	48,4	"
	Effluent des lits bactériens à siphons percolateurs	269,0	547	"	"	5,0	9,8	2,8

ndant les six périodes (en milligrammes par litre).

| MATIÈRES ORGANIQUES Dosage u permanganate en oxygène | | CARBONE ORGANIQUE EN C | | | AMMONIAQUE EN Az | AZOTE EN Az | | | | NITRATES EN Az^2O^5 | NITRITES EN Az^2O^5 |
| | | | | | | AMMONIACAL | ORGANIQUE | | | | |
EN SOLUTION ACIDE	EN SOLUTION ALCALINE	TOTAL	DISSOUS	EN SUSPENSION			TOTAL	DISSOUS	EN SUSPENSION		
103,5	60,0	365,6	78,9	286,7	15,0	12,3	22,5	8,9	13,6	"	"
67,5	47,0	"	64,1	"	16,3	15,4	"	3,8	"	"	"
11,4	9,3	"	9,7	"	1,6	1,3	"	2,5	"	54,0	1,1
102,0	71,0	177,6	58,2	119,4	18.4	13,1	15,6	11,1	4,5	"	"
89,5	53,0	"	51,7	"	22,1	18,1	"	9,1	"	"	"
11,4	9,1	"	15,0	"	0,7	0,6	"	2,9	"	40,0	traces
08,0	77,0	262,3	50,3	212,0	17,5	14,4	21,5	10,6	10,7	"	"
85,0	70,0	"	51,5	"	19,1	15,6	"	7,9	"	"	"
13,4	12,1	"	16,1	"	1,5	1,2	"	2,8	"	27,0	0,5
25,0	95,0	176,0	94,0	72,0	21,5	17,6	16,0	9,8	6,2	"	"
16,0	86,3	"	92,0	"	21,7	17,8	"	9,6	"	"	"
19,5	18,5	"	20,5	"	4,5	3,5	"	4,4	"	9,0	0,5
29,0	91,3	148,8	80,1	59,7	25,5	19,0	15,5	12,2	3,1	"	"
07,5	85,6	"	71.8	"	24,0	20,0	"	10,5	"	"	"
15,8	14,9	"	17,5	"	2,4	2,0	"	3,0	"	19,0	traces
09,0	87,6	140,1	80,2	59,9	22,0	18,0	11,5	7,6	3,7	"	"
94,3	74,7	"	85,6	"	18,7	15,5	"	9,6	"	"	"
17,2	16,0	"	17,0	"	1,6	1,3	"	4,2	"	13,4	traces

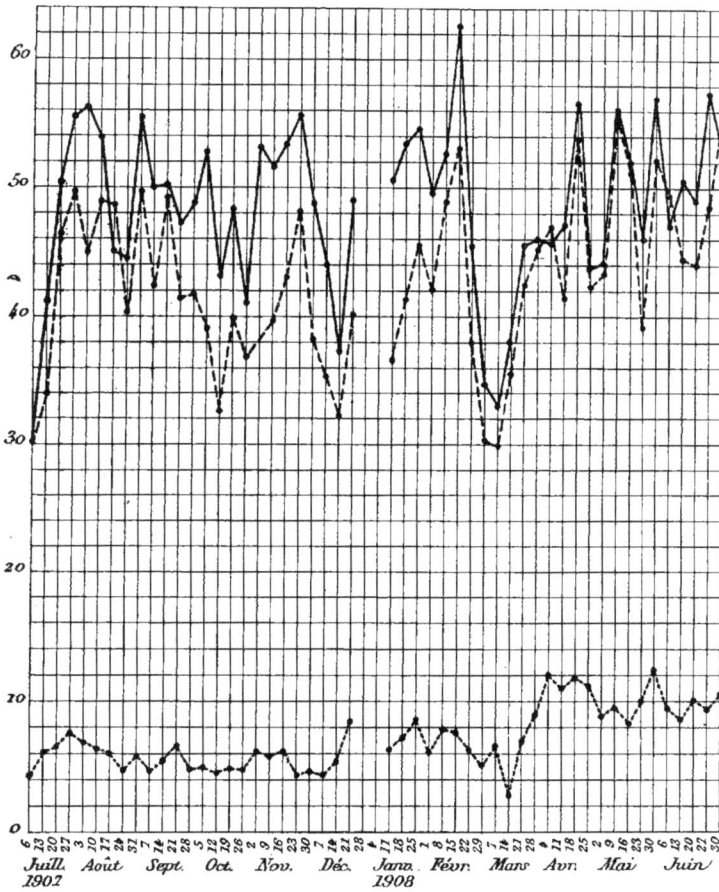

Graphique n° 1. — Oxygène absorbé en 4 heures.

———————— Eau brute.
- - - - - - - Effluent des fosses septiques.
· · · · · · · · Effluent des lits bactériens.

pollution qui ressort des chiffres comparés avec ceux de
l'année précédente.

	Eau brute.	Effluent des fosses septiques.	Effluent des lits bactériens à percolation.
1906-1907	12,6	15,1	1,2
1907-1908	20,2	20,6	1,6

TABLEAU II.

Oxygène absorbé en 4 heures.

DATES	EAU BRUTE	EFFLUENT des fosses septiques	EFFLUENT des lits bactériens
1ᵉʳ juillet. . au 6 juillet 1907	30,2	50,3	4,4
7 — 13 —	41,2	34	6,1
14 — 20 —	50,3	46,3	6,6
21 — 27	55,6	49,8	7,5
28 — 3 août.	56,2	45,1	6,8
4 août . . . . 10 --	53,9	48,8	6,4
11 — 17	43,1	48,5	6,0
18 - . 24 — . . .	44,5	40,3	4,9
25 — 31 — . . .	55,4	49,8	5,9
1ᵉʳ septembre. 7 septembre	50	42,4	4,8
8 — 14 — . . .	50,1	49,3	5,7
15 — 21 — . . .	47,3	41,5	6,7
22 ... 28 — . . .	48,7	41,6	4,9
29 — 5 octobre.	52,6	59,2	5,0
6 octobre. . . 12 —	43,2	52,6	4,8
13 — 19 —	48,1	59,9	4,9
20 — 26 . .	41,0	56,9	5,0
27 — 2 novembre	55,1	58,5	6,1
3 novembre. . 9 —	51,6	59,8	5,9
10 — 16 --	53,2	42,9	6,0
17 — 23 —	55,7	48,1	4,5
24 — 30 — . . .	48,8	58,5	4,6
1ᵉʳ décembre . 7 décembre	44	55,4	4,6
8 — 14 —	37,4	52,5	5,5
15 — 21 —	49,0	40,2	8,7
22 — 28 — . . .	—	--	—
29 — 4 janvier 1908			
5 janvier. . . 11 —	50,6	56,8	6,4
12 — 18 —	53,4	42,5	7,6
19 — 25 —	54,4	46,5	8,7
26 — 1ᵉʳ février	49,5	41,2	6,4
2 février . . . 8 —	52,5	48,9	7,9
9 — 15	62,3	53,1	7,7
16 — 22 —	45,5	57,9	6,4
23 — 29 — . . .	34,7	50,3	5,2
1ᵉʳ mars. . . . 7 mars.	53	29,9	6,7
8 — 14 — . . .	38	55,6	2,7
15 — 21 —	45,7	42,4	7
22 — 28 —	46	45,2	8,9
29 — 4 avril.	43,8	46,9	12
5 avril . . . . 11 — . . .	46,9	41,5	11,1
12 — 18 — . . .	56,4	55,8	11,8
19 — 25 — . . .	43,8	42,4	11,2
26 — 2 mai.	41,1	43,5	8,9
3 mai. . . . . 9 — . . .	56,1	55,5	9,5
10 — 16 — . . .	51,9	51,5	8,5
17 — 23 — . . .	46,1	59,5	10,0
24 — 30 — . . .	57,1	52,1	12,5
31 — 6 juin.	46,9	49,4	9,5
7 juin. . . . . 13 . .	50,4	44,4	8,7
14 — 20 — . . .	48,8	44	10,1
21 — 27 . . .	57,5	48,4	9,5
28 . . 30 —	52,7	55,5	10,5
Moyenne annuelle.	48,6	45,0	7,2

Malgré cette augmentation très importante de la quantité
d'ammoniaque à nitrifier le coefficient d'épuration a été de

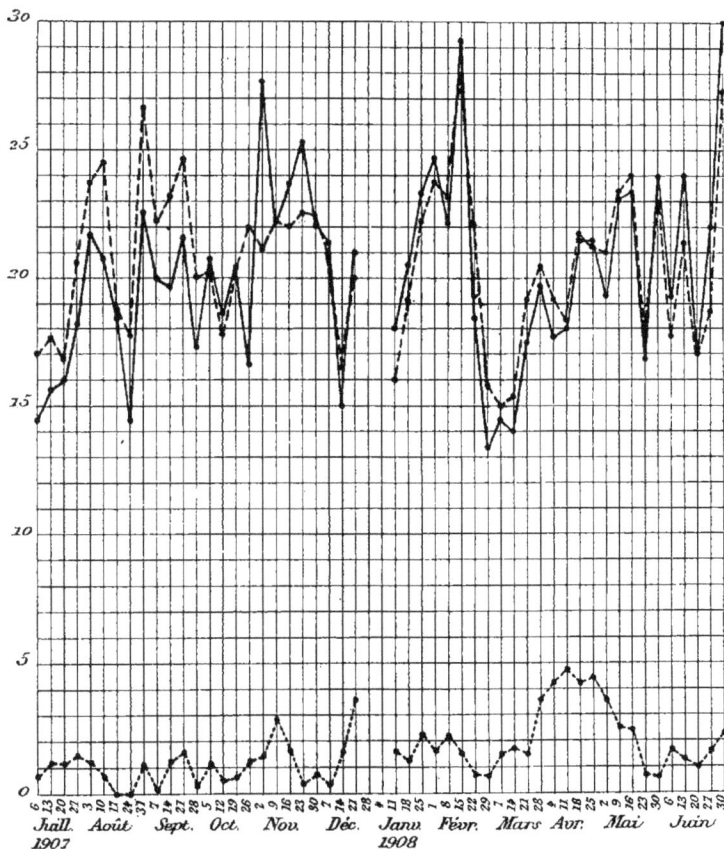

Graphique n° 2. — Ammoniaque libre ou saline (milligr. par litre)
———— Eau brute.
- - - - - - Effluent des fosses septiques.
.... Effluent des lits bactériens.

92 *pour* 100, contre 90-91 *pour* 100 *en* 1906-1907 (voir *tableau*
III et *graphique* 2).

**Oxygène emprunté en 3 minutes au permanganate avant et
après incubation à l'étuve à 30°** (*incubator-test*). — Comme le

TABLEAU III.

Ammoniaque libre ou saline en AzH³.

DATES	EAU BRUTE	EFFLUENT des fosses septiques	EFFLUENT des lits bactériens
1ᵉʳ juillet. . au 6 juillet 1907	14,6	17	0,7
7 - 15	15,7	17,6	1,2
14 - 20	16,0	16,9	1,2
21 - 27 . . .	18,2	20,7	1,4
28 - 5 août.	21,7	25,8	1,2
4 août 10	20,8	24,5	0,6
11 ·· 17	18,4	18,7	0
18 - 24	14,4	17,8	0
25 - · 31	22,6	26,6	1,1
1ᵉʳ septembre. 7 septembre	20	22,5	0,1
8 — 14 —	19,7	25,1	1,2
15 — 21 —	21,6	24,6	1,6
22 — 28 —	17,4	20	0,3
29 - 5 octobre.	20,8	20,4	1,1
6 octobre. . . . 12	18,6	17,8	0,5
13 — 19	20,4	20,4	0,6
20 — 26	16,6	22,0	1,2
27 — 2 novembre	27,7	21,1	1,4
5 novembre. . 9	22,5	22,5	2,9
10 — 16	25,8	22	1,6
17 - 25	25,5	22,6	0,4
24 - 30	22	22,5	0,6
1ᵉʳ décembre . 7 décembre	21,4	21	0,3
8 - 14	15	16,5	1,6
15 - 21	21	20	5,6
22 - . 28			—
29 - 4 janvier 1908	-	-	—
5 janvier. . . . 11	18	16	1,6
12 - 18	20,5	19,1	1,3
19 - . 25	25,5	22,5	2,2
26 - 1ᵉʳ février	21,7	25,8	1,6
2 février . . . 8	22,1	25,1	2,2
9 - 15	29,5	28	1,5
16 - 22	18,4	22,1	0,7
25 - 29	15,4	15,8	0,6
1ᵉʳ mars. . . . . 7 mars.	14,5	15	1,5
8 - 14	14	15,5	1,7
15 - 21	17,5	19,2	1,5
22 - 28	19,8	20,5	5,6
29 - 4 avril.	17,7	19,1	4,3
5 avril 11	18	18,5	4,8
12 — 18	21,5	21,7	4,3
19 -- 25	21,5	21,5	4,4
26 - . 2 mai	19,4	21	3,6
5 mai 9	25,1	25,5	2,8
10 - 16	25,5	24	2,4
17 - 25	16,8	17,6	0,6
24 -· 30	24,0	23	0,6
31 - 6 juin	19,5	17,7	1,6
7 juin. 15	21	21,4	1,2
14 -- 20	17	17	1,0
21 - 27 -	22	18,7	1,6
28 — 30	51	27,3	2,3
Moyenne annuelle.	20,2	20,6	1,6

montrent le tableau IV et le graphique 3, pendant toute
l'année aucun effluent n'a été putrescible; et si les résultats
numériques sont un peu plus forts que ceux de l'an dernier,

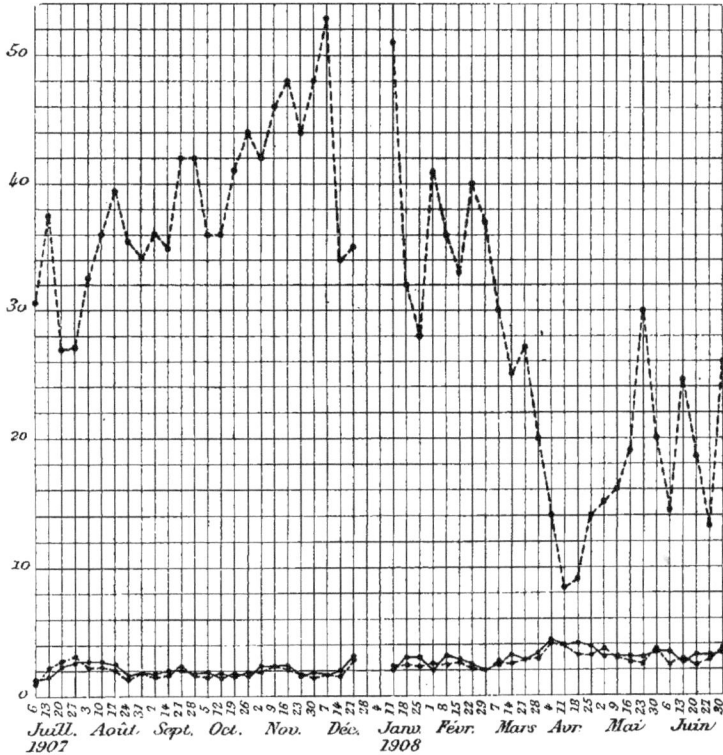

Graphique n° 3. — Effluent des lits bactériens à siphons percolateurs.
——— Oxygène absorbé en 3 minutes avant incubation.
┬┬┬┬┬┬ —　　— après —
- - - - - Nitrates.

cela est dû à un résidu plus important de matière oxydable
par le permanganate, puisque l'eau d'égout à épurer était
beaucoup plus contaminée.

	Avant incubation.	Après incubation.
1906-1907	1,67	1,58
1907-1908	2,5	2,3

TABLEAU IV.

Effluents des lits bactériens à siphons percolateurs.

DATES	OXYGÈNE ABSORBÉ EN 5 MINUTES		NITRATES	NITRITES
	avant l'incubation	après l'incubation		
1er juillet . . au 6 juillet 1907 . . .	1,2	1,0	30,6	1,2
7 — 13 — . . .	1,6	2,1	37,6	1,1
14 — 20 —	2,3	2,5	27	1,0
21 — 27 - - . . .	2,7	3,0	27.1	1,4
28 . - 5 août	2,6	2,2	32,6	1,6
4 août . . . . 10 —	2,5	2,2	36	1,3
11 — 17 — . . .	2,3	2,0	39,3	0,6
18 — 24 — . . .	1,7	1,3	35,4	0
25 — 31 --- . . .	1,9	1,9	34,2	0,9
1er septembre. 7 septembre . . .	1,8	1,7	36	traces.
8 — 14 —	2,1	1,9	35	—
16 — 21 —	2,1	2,3	42	—
22 — 28 —	1,8	1,7	42	-
29 — 5 octobre . . .	1,9	1,7	36	0
6 octobre. . . 12 —	1,6	1,8	36	0
13 — 19 — . . .	1,8	1,7	41	0,2
20 — 26 - . . .	1,7	1,9	44	0,6
27 — 2 novembre . . .	2,2	2,0	42	traces.
3 novembre. . 9 —	2,2	2,2	46	0,6
10 — 16 —	2,2	2,1	48	0,6
17 — 23 —	1,6	1,7	44	0
24 — 30 - -	1,8	1,6	48	0,5
1er décembre . 7 décembre . . .	1,6	1,7	53	traces.
8 — 14 . .	1,9	1,6	34	1,1
15 — 21 — . . .	2,8	2,7	35	1,1
22 — 28 - .	—	—	—	—
29 — 4 janvier 1908. . .	—	—	—	—
5 janvier. . . 11 —	2,1	2,2	51	0
12 — 18 — . . .	2,9	2,4	32	0
19 — 25 — . . .	2,9	2,5	28	0
26 — 1er février.	2,1	2,5	41	traces.
2 février . . . 8	3,1	2,4	36	—
9 — 15 -	2,7	2,6	35	—
16 — 22 .	2,4	2,2	40	—
23 — 29 —	2,0	1,9	37	—
1er mars. . . . 7 mars	2,5	2,4	50	0,5
8 — 14 -	3,1	2,5	25	0,6
15 — 21 — . . .	2,7	2,7	27	0,5
22 — 28 — . . .	3,3	3,1	20	0,4
29 — 4 avril	4,2	4,1	14	0,7
5 avril . . . . 11 —	4,0	3,9	8,3	0,6
12 — 18 —	4,1	3,3	9	0,5
19 — 25 —	3,9	3,2	14	0,4
26 — 2 mai	3,1	3,7	15	0,5
3 mai. 9	3,0	2,9	16	0,5
10 — 16	2,8	2,7	19	traces.
17 — 23 .	2,8	2,5	30	—
24 . . 30 . .	3,4	3,6	20	0
31 — 6 juin	3,2	2,5	14,4	traces.
7 juin . . . . . 13 . .	2,6	2,7	24,6	traces.
14 — 20 . .	3,0	2,3	18,7	0,4
21 — 27 . .	3,0	2,8	13,4	traces.
28 — 30 . -	3,2	3,6	26	1,3
Moyenne annuelle	2,5	2,3	32,0	0,4

Pendant les 6 périodes d'analyses complètes nous avons dosé avant et après incubation les nitrates, nitrites et ammoniaque (*tableau* V).

TABLEAU V. — **Analyse des effluents des lits bactériens avant et après 7 jours d'incubation à 30°.**

PÉRIODES	OXYGÈNE ABSORBÉ EN 5 MINUTES		AMMONIAQUE		NITRATES		NITRITES	
	AVANT	APRÈS	AVANT	APRÈS	AVANT	APRÈS	AVANT	APRÈS
1907. — Du 8 au 14 décembre.	1,9	1,6	1,6	0,6	54,0	57,0	1,1	2,7
1908. — Du 16 au 22 février. . .	2,4	2,2	0,7	traces	40,0	52,0	traces	1,0
16 au 22 mars .	2,7	2,7	1,5	0,4	27,0	42,7	0,5	3,1
12 au 18 avril .	4,1	5,5	4,5	5,1	9,0	8,0	0,5	2,8
10 au 16 mai. .	2,8	2,7	2,4	1,8	19,0	24,3	traces	5,4
21 au 27 juin. .	5,0	2,8	2,6	1,4	15,4	9,5	traces	2,
Moyenne . .	2,8	2,5	2,0	1,2	25,7	27,6	0,45	2,6

L'ammoniaque est en diminution sensible : de 2 à 1,2. Elle continue à être oxydée pendant l'incubation à 30° par les ferments nitrificateurs. Cette oxydation est rendue plus sensible par l'augmentation des nitrates (de 25,7 à 27,6) et des nitrites de (0,45 à 2,6).

Pendant une seule période, — celle du 12 au 18 avril 1908, — les nitrates ont diminué de 1 milligramme; mais, par contre, les nitrites ont augmenté de $2^{mg},5$ et l'ammoniaque a diminué de $1^{mg},2$.

Cet exemple nous permet de rappeler ce fait que nous avions déjà signalé, à savoir que la proportion des nitrates est peu importante pourvu qu'il ne reste plus de matières organiques oxydables dans l'eau épurée. Les nitrates peuvent d'ailleurs, comme cela a été démontré, concourir eux-mêmes à la destruction de la matière organique.

D. **Nitrates** (*tableau* IV). — La production de nitrates a été très variable et, ce qui semble assez imprévu, on remarque dans le graphique 5 que c'est pendant la saison froide que la nitrification est la plus intense. Les nitrates augmentent progressivement de juillet à janvier pour diminuer assez rapidement et présenter un minimum en avril. Il sera intéressant de voir l'an prochain si pareille chose se représente et si l'explication que l'on peut proposer est suffisamment exacte.

Nous pensons que les ferments nitrificateurs exercent facilement leur action même à basse température, tandis que les ferments dénitrifiants, qui tout compte fait concourent eux aussi à l'épuration, ne peuvent agir qu'à une température relativement élevée.

.⁎.

E. **Nitrites** (*tableau* IV). — Les nitrites n'ont pas été représentés sous forme de graphique, car leur quantité est toujours faible. La formation de nitrites n'est pas dépendante de celle des nitrates et on verra par le tableau IV que, pendant certaines semaines, les nitrites et les nitrates ont été abondants, tandis que pendant d'autres semaines les nitrates ont diminué et les nitrites n'ont pas augmenté. Il y a certainement des circonstances favorables ou défavorables aux ferments nitreux ou aux ferments dénitrificateurs, qu'il est difficile de déterminer.

.⁎.

F. **Oxygène dissous**. — Les effluents des lits bactériens ont toujours été saturés d'oxygène ; c'est du reste ce qui explique en partie la formation de nitrates et de nitrites dans les eaux soumises à l'incubation.

.⁎.

G. **Carbone organique**. — Nous avions montré l'an dernier que le carbone dissous diminue après le passage dans les fosses septiques. Ce phénomène s'est reproduit pendant la plupart des périodes d'analyses, sauf toutefois pour celle de mars où les quantités furent très voisines. et surtout pour celle de juin où il y eut une augmentation. Pour la généralité des cas, l'explication que nous avions donnée semble exacte. Comme nos dosages ont été effectués sur l'eau *décantée* et *non filtrée* et qu'il existe toujours dans les eaux brutes des matières *colloïdales* qui fermentent ou se déposent dans la fosse septique, il doit y avoir un abaissement sensible du taux de carbone organique dans l'effluent de ces fosses. Quant à l'augmentation, elle peut provenir de certaines matières telles que les composés amylacés qui se dissolvent sous l'action des diastases microbiennes.

En prenant la moyenne des résultats obtenus pendant les six périodes, la proportion de carbone brûlé dans les lits est par rapport à :

L'eau brute.	92,5 0/0
L'eau brute décantée	78,9 0/0
L'effluent des fosses septiques	77,3 0/0

H. **Azote organique.** — Nous avons constaté durant les cinq premières périodes d'analyses une perte d'azote organique pendant le séjour des eaux en fosse septique ; c'est seulement lors de la dernière période qu'il y eut enrichissement très net. Par contre, sauf pour cette dernière période, la quantité d'ammoniaque a toujours été plus forte dans l'effluent des fosses septiques que dans l'eau brute.

La proportion d'azote organique disparu dans l'effluent des lits bactériens est par rapport à :

L'azote organique total de l'eau brute.	80,6 0/0
— dissous de l'eau brute	67,9 0/0
— dissous de l'effluent des fosses septiques.	60,7 0/0

I. **Matières organiques en solution.** — **Oxydabilité au permanganate.** — Nous avons, dans les précédents volumes, attiré l'attention sur la valeur très relative de ce dosage ; nous n'y reviendrons pas.

Comme nous l'avions signalé antérieurement, les titrages en liqueur alcaline donnent toujours des résultats plus faibles que ceux obtenus par les titrages en liqueur acide.

Pour les six périodes d'analyses complètes, la diminution de l'oxydabilité a été par rapport à

	En solution acide.	En solution alcaline.
L'eau brute.	86,9 0/0	83,4 0,0
L'effluent des fosses septiques.	80,5 0/0	80,9 0,0

Ces résultats sont très voisins de ceux de l'année précédente, surtout si l'on tient compte de l'augmentation de la pollution.

*
* *

K. Alcalinité. — La diminution de l'alcalinité des eaux après leur passage sur lits bactériens a déjà été remarquée. Nous avons voulu vérifier ce fait et nous avons effectué, pendant les cinq dernières périodes d'analyses de 1908, le dosage de l'alcalinité sur l'eau brute, sur l'effluent de la fosse septique et sur celui des lits bactériens. La moyenne des résultats (exprimée en carbonate de chaux) portés au tableau I donne :

Eau brute	0gr,4692 par litre.
Effluent de la fosse septique.	0gr,4696 —
— des lits bactériens	0gr,3578 —

Pendant trois périodes (mars, avril et juin) l'alcalinité s'est accrue par le passage dans la fosse septique, tandis que pendant les deux autres (février et mai) elle a diminué. Pour l'effluent des lits bactériens, la diminution a été constante et en moyenne de 23,8 pour 100.

Il semble donc qu'on puisse affirmer que, lorsqu'une épuration biologique est en bonne marche, l'alcalinité diminue dans l'effluent des lits bactériens.

*
* *

Nous présentons ici, sous forme de graphiques (nos 4, 5, 6, 7, 8, 9 et 10) les résultats moyens fournis par les analyses complètes des six périodes de six jours et les résultats moyens fournis par les analyses quotidiennes de douze mois consécutifs de juillet 1907 à juin 1908.

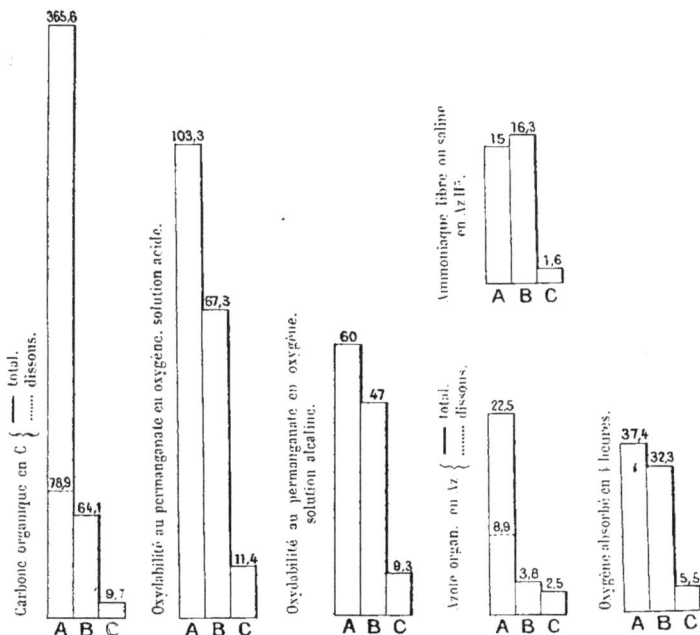

Graphique n° 4. — Analyses du 8 au 14 décembre 1907.
A. Eau brute. — B. Effluent des fosses septiques. — C. Effluent des lits bactériens.

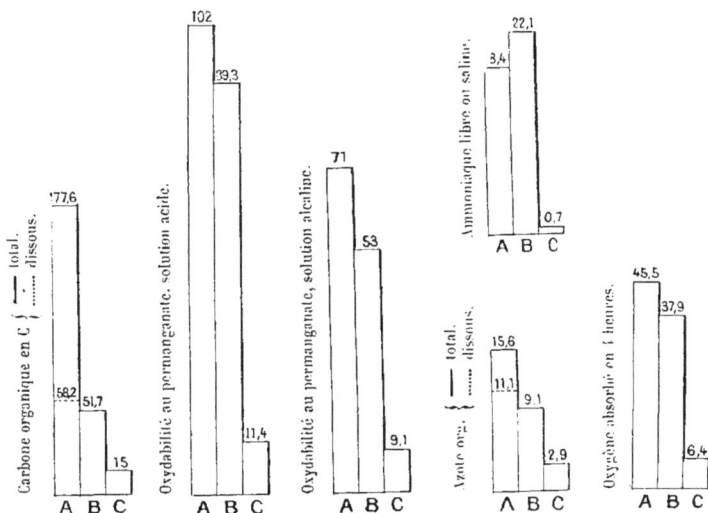

Graphique n° 5. — Analyses du 16 au 22 février 1908.
A Eau brute. — B. Effluent des fosses septiques. — C. Effluent des lits bactériens.

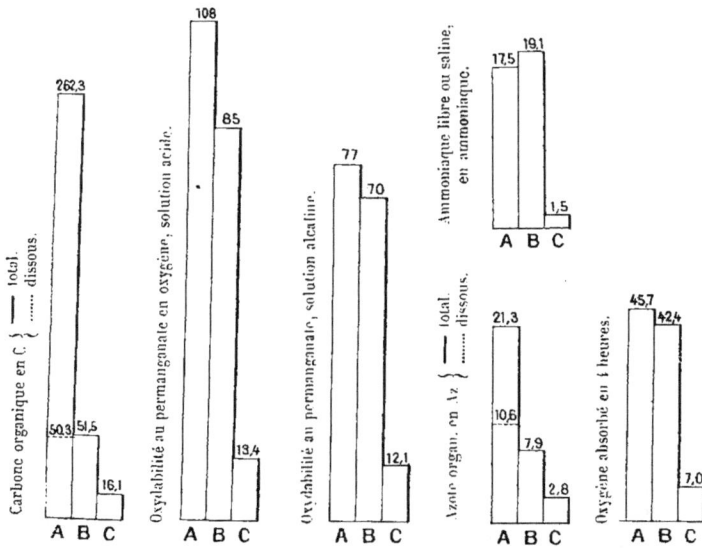

Graphique n° 6.   Analyses du 16 au 22 mars 1908.
A. Eau brute. — B. Effluent des fosses septiques. — C. Effluent des lits bactériens.

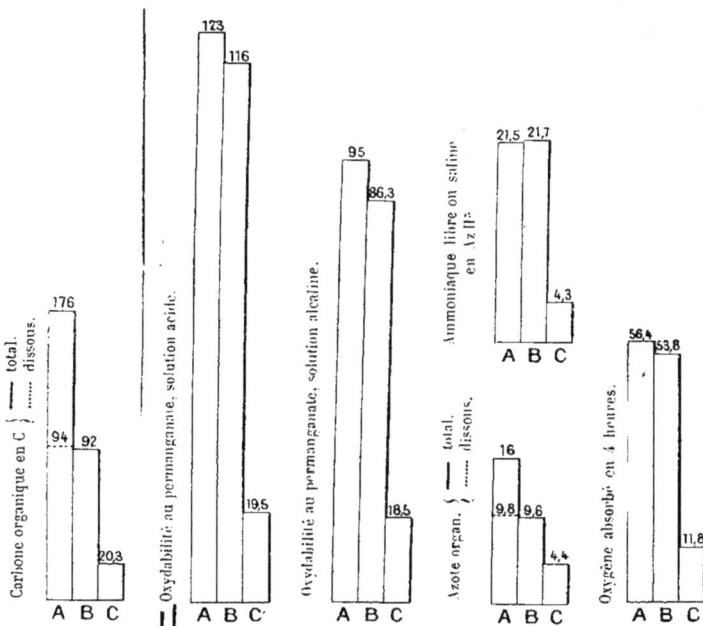

Graphique n° 7. — Analyses du 12 au 18 avril 1908.
A. Eau brute. — B. Effluent des fosses septiques. — C. Effluent des lits bactériens.

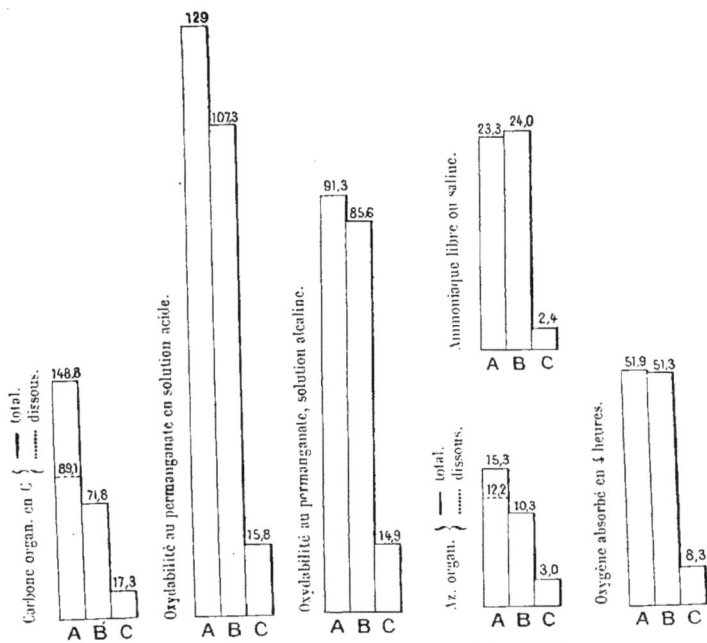

Graphique n° 8. — Analyses du 10 au 16 mai 1908.
A. Eau brute. — B. Effluent des fosses septiques. — C. Effluent des lits bactériens.

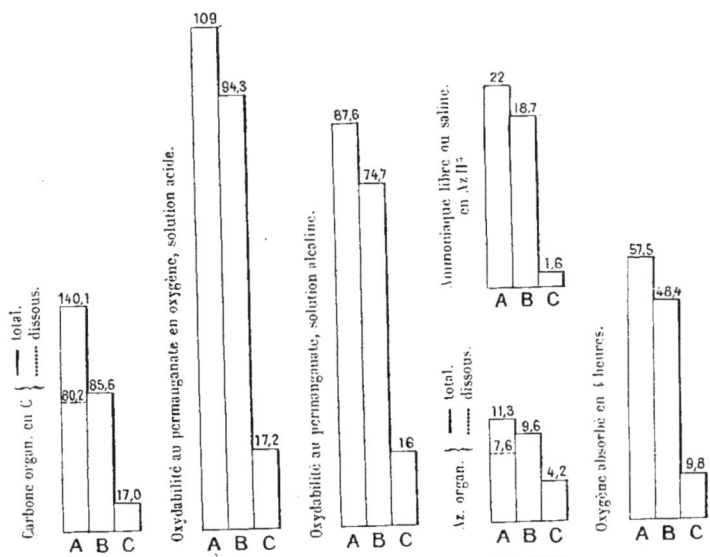

Graphique n° 9. — Analyses du 21 au 27 juin 1908.
A. Eau brute. — B. Effluent des fosses septiques. — C. Effluent des lits bactériens.

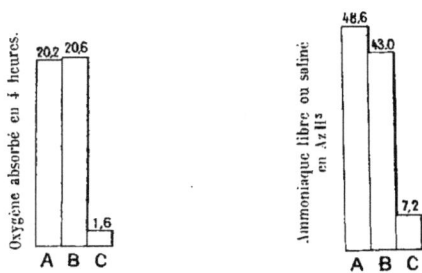

Graphique nº 10. — Moyennes des analyses quotidiennes de douze mois (juillet 1907 à juin 1908).

A. Eau brute. — B. Effluent des fosses septiques. — C. Effluent des lits bactériens.

CHAPITRE III

ROLE DES FOSSES SEPTIQUES (septic tanks) DANS L'ÉPURATION BIOLOGIQUE DES EAUX D'ÉGOUT

Le rôle que remplissent les fosses septiques dans l'épuration biologique des eaux d'égout est encore très discuté. Certains auteurs, particulièrement *P. Vincey* ([1]) et *S.-K Dzerszgowski* ([2]), estiment qu'elles se bornent à assurer une décantation convenable des matières organiques et minérales en suspension, et qu'elles ne font ainsi qu'éviter le trop rapide colmatage des lits bactériens. D'autres, plus nombreux (*Cameroun, G. Fowler, J: Watson, Dunbar, Thumm, W. Favre*) et parmi lesquels nous nous plaçons résolument, affirment que ces fosses sont le siège de réactions de désintégration des matières organiques, aboutissant à la dissolution ou à la gazéification d'une importante proportion de celles-ci.

Nous nous proposons d'établir, dans ce chapitre, l'existence et l'importance de ces réactions de désintégration.

Les expériences sur lesquelles *S.-K. Dzerszgowski* base son opinion contraire à la nôtre ont été exécutées à *Tsarskoé-Sélo*, sur les eaux d'égout provenant de la maison des gardiens du palais impérial, où habitent 500 personnes. La fosse septique de cette installation, construite d'après le type des *septic tanks* anglais, a une capacité de $40^{m3},243$ sur $8^m,464$ de longueur, $2^m,406$ de largeur et $1^m,98$ de profondeur. Elle est munie de deux chicanes de surface et couverte d'une voûte en ciment armé.

Disons tout de suite que cette disposition est très défec-

([1]) P. VINCEY. *Bull. de la Soc. d'encouragement pour l'industrie nationale*, déc. 1907.
([2]) DZERSZGOWSKI, *Arch. des Sciences biologiques*, n° 1. Saint-Pétersbourg, 1907

tueuse, car dans une fosse d'aussi faibles dimensions les deux
chicanes de surface, sans chicane de fond, obligent le courant
à balayer constamment devant lui les matières fines qui ten-
dent à se précipiter : elles empêchent ainsi leur dépôt de s'effectuer et les substances putrescibles échappent dès lors aux
actions fermentatives, qui n'ont pas le temps de s'établir.

Pendant une première période de 308 jours, cette fosse a
reçu 10400 mètres cubes d'eau d'égout et, au bout de ce
temps, les boues du fond et celles de surface contenaient
710 kilogrammes de matières organiques et 286 kilogrammes
de matières minérales. Elles occupaient 19,8 pour 100 de la
capacité initiale.

En hiver, la température de l'eau oscillait entre $+9$ et $+6$
degrés; pendant l'été, elle atteignait, au maximum $+11°,6$.

La fosse recevait non seulement les matières de vidange et
les eaux-vannes ménagères, mais encore les eaux résiduaires de
buanderie. Or, c'est encore là une condition très défavorable
au bon fonctionnement d'une fosse septique d'aussi faible
capacité, à cause des apports très irréguliers des liquides fortement alcalins qui proviennent du lavage du linge et des per-
turbations que ces apports, souvent brusques, produisent
dans les fermentations anaérobies.

Pendant une seconde période de 662 jours, le débit moyen
journalier de la fosse fut de $59^{m3},507$ litres. Il s'y déposa
1152 kilogrammes de matières organiques et 109 kilogrammes
de matières minérales. Une partie de ces dernières prove-
naient de ce que l'on avait dû réparer la couverture en ciment
et de ce qu'une partie des gravats était tombée dans le liquide.

Les analyses montrèrent :

1° Que chaque litre d'eau d'égout perd, en traversant la
fosse, $28^{mg},87$ de matières organiques, $4^{mg},95$ d'azote organique, et s'enrichit de $4^{mg},30$ d'ammoniaque;

2° Que $134^{gr},4$ de matières organiques seulement, soit 0,014
pour 100, sont désintégrées à l'état gazeux dans la fosse,
la totalité du surplus se retrouvant dans l'effluent.

Ces chiffres ne sauraient être discutés. Ils prouvent que la
fosse de *Tsarskoé-Sélo* fonctionne dans des conditions défectueuses, mais ils ne justifient pas la conclusion générale qu'en
tire *Dzerszgowsi*, à savoir que « la fosse septique ne fait subir

que des modifications peu notables aux matières polluant les
eaux d'égout, et que son principal rôle est de séparer les particules organiques en suspension ».

Dans une fosse septique en bonne marche, convenablement
et régulièrement alimentée, comme celle de la station expérimentale du professeur *Dunbar*, à *Hambourg*, *W. Favre*[1] a parfaitement démontré qu'au contraire les matières organiques y
sont plus ou moins rapidement désintégrées suivant leur nature. Nous avons répété la plupart de ses expériences avec les
mêmes résultats. En expérimentant séparément avec de l'albumine d'œuf coagulée, de la viande crue ou cuite, des
graisses, du papier, etc..., placés dans des récipients en toile
métallique et immergés, les uns dans la fosse septique, d'autres
dans de l'eau d'égout stagnante, d'autres encore dans de l'eau
courante, *W. Favre* a déterminé les pertes de poids que subis-
saient ces diverses substances en des temps variables et à la
même température (16 à 17°).

Il a constaté ainsi qu'en six semaines 100 grammes d'albumine d'œuf cuite ne laissent plus qu'un gramme de résidu
dans la fosse septique, tandis qu'il en restait 76 grammes dans
l'eau d'égout stagnante et 83 grammes dans l'eau courante.

Déjà après trois semaines 75 pour 100 de l'albumine avait
disparu.

La viande crue, et plus encore la viande cuite augmentent
d'abord de poids par absorption d'eau. Elles se corrodent
ensuite et se dissolvent. En trois semaines, dans la fosse septique, la viande crue perd 49 pour 100 de son poids ; en six
semaines 96 pour 100. Dans l'eau stagnante le changement
d'état est beaucoup plus lent : la perte n'est que de 15 pour 100
en six semaines. Dans l'eau courante la désagrégation ne commence à s'effectuer qu'après 15 jours pour la viande crue,
après trois semaines pour la viande cuite.

La chair de poisson, plus altérable, disparaît totalement en
deux semaines. Les animaux entiers (pigeon) sont très énergiquement attaqués dans leurs parties albumineuses, mais la
graisse de leur revêtement cutané les protège assez longtemps
contre la putréfaction.

[1] W. Favre, *Gesundheits Ingenieur*, 1907.

D'une manière générale, les albuminoïdes, notamment les collagènes et la kératine, se dissolvent avec une grande rapidité. Même les substances qu'on pourrait croire très résistantes, comme les cartilages et les tendons, perdent en cinq semaines, les premiers 99 pour 100, les seconds 65 pour 100 de leur poids. La laine et les plumes se décomposent aussi : dans le même temps, la perte de poids fut de 50 pour 100.

Le cuir de bœuf tanné reste inaltéré. Les graisses sont particulièrement résistantes, mais elles finissent à la longue par se dédoubler partiellement en acides gras et en glycérine.

Les hydrates de carbone ou les corps riches en hydrates de carbone (choux, pommes de terre) se décomposent dans la fosse septique avec la plus grande facilité. Une demi-tête de chou cru pesant 675 grammes et une demi-tête de chou cuit pesant 835 grammes ont été à peu près entièrement dissous en six semaines (99 et 99,5 pour 100).

La cellulose (toile de lin, corde, papier) est également désintégrée. Une corde de chanvre, après cinq semaines de séjour en fosse septique, ne pouvait plus résister sans se rompre à un effort de traction de 15 grammes, tandis que d'autres morceaux de la même corde, restés le même temps dans l'eau d'égout stagnante ou dans l'eau courante, supportaient encore des poids de 12 kilogrammes.

Le papier de journal commence à se dissoudre après trois semaines en dégageant des bulles de gaz. Dans l'eau stagnante et dans l'eau courante il se ramollit, mais ne subit aucun changement appréciable.

Par contre, les bouchons de liège demeurent constamment intacts jusqu'après six semaines d'observation.

On voit donc que, dans les conditions favorables de température et de milieu, les fosses septiques désintègrent avec énergie une foule de substances, et les actions microbiennes qui s'y exercent sont évidemment plus puissantes sur de fines particules de matières organiques que sur les matières volumineuses expérimentées comme il a été dit ci-dessus.

Le retard considérable que subit la décomposition de ces mêmes matières dans l'eau stagnante est apparemment dû à l'accumulation excessive des sécrétions microbiennes qui ne tardent pas à gêner les actions diastasiques et la multiplication des microbes eux-mêmes. Dans l'eau courante, le retard encore plus marqué s'explique par ce fait que les microbes et surtout leurs sécrétions diastasiques n'ont pas le temps d'agir, étant constamment balayés et entraînés, sauf dans les surfaces anfractueuses où l'influence des courants se fait moins sentir.

Il ne faudrait évidemment pas tirer des expériences si démonstratives de *W. Favre* ni des nôtres cette conclusion que les fosses septiques finissent par dissoudre en totalité les matières putrescibles que leur apportent les eaux d'égout. Inévitablement, un certain nombre de substances organiques échappent à leur action. C'est ainsi que, comme l'ont montré *Kammahn*, *Grâf* et *Korn*, les feuilles de thé, les peaux de fruits cuits, le marc de café, le bois, restent à peu près inaltérés après deux mois de séjour.

D'autre part, toutes les matières aisément solubilisables ne se dissolvent pas avec assez de rapidité pour compenser l'importance des nouveaux apports. Ceux-ci finissent toujours par être en excès, de sorte que, pour éviter une trop grande diminution de la capacité volumétrique des fosses, il devient nécessaire d'évacuer de temps en temps une partie des boues qui s'y accumulent.

Les quantités de boues qu'on se trouve ainsi obligé d'enlever sont évidemment variables suivant la composition moyenne des eaux d'égout. Lorsque celles-ci contiennent une forte proportion de matières minérales (argile, par exemple), les dragages devront être plus fréquents. Ils seront en tout cas d'autant plus rares que les matières minérales seront moins abondantes et que l'apport moyen journalier des substances organiques putrescibles permettra aux fermentations de s'y accomplir avec plus de régularité.

Nous aurions voulu, dans nos expériences de la station expérimentale de *la Madeleine*, pouvoir montrer d'une façon précise la destinée des matières en suspension des eaux d'égout. Théoriquement, il eût dû suffire de déterminer chaque jour la quantité de matières déversées dans la fosse septique, puis, après un certain temps, extraire tous les dépôts boueux accumulés dans la fosse et les peser : la comparaison des nombres ainsi obtenus eût fourni la mesure du travail accompli dans les fosses. Pratiquement, cette expérience est impossible sur un grand volume, comme celui sur lequel nous devions opérer (300 mètres cubes).

On peut obtenir assez facilement un échantillon moyen de l'eau brute si l'on ne considère que les matières dissoutes ; au contraire, pour les matières en suspension, il est extrêmement difficile de réaliser un mélange homogène dans le bassin d'échantillonnage avec des matières de densités aussi variables, et l'on ne saurait prétendre que les quelques litres, servant aux analyses, représentent réellement une moyenne journalière.

D'autre part, le dragage d'une fosse d'une contenance de 260 mètres cubes et ayant une superficie de près de 100 mètres carrés, demande le concours de plusieurs ouvriers pendant quelques jours. Suivant le moment et l'habileté de l'ouvrier, les boues extraites entraînent plus ou moins d'eau. Les échantillons, même prélevés en très grand nombre, varient donc considérablement de composition. On ne peut obtenir que des nombres approximatifs susceptibles, il est vrai, de nous renseigner utilement sur l'importance des dragages et sur l'étendue des espaces nécessaires pour l'égouttage des boues, mais ces chiffres ne peuvent en aucune manière être invoqués pour l'établissement d'un bilan du travail des fosses septiques.

Nous avons pensé que la comparaison de la composition des boues contenues dans les eaux brutes (boues fraîches) avec celles extraites de la fosse septique, présenterait un caractère plus scientifique, serait plus démonstrative et nous permettrait, en conséquence, de tirer quelques conclusions d'une exactitude plus satisfaisante.

A cet effet, nous avons recueilli chaque jour, du 8 janvier au 30 juin 1908, par décantation de l'eau brute, un échantillon moyen des boues entraînées par cette eau. Chacun de ces échantillons, séché à 110 degrés, a été conservé dans des flacons bien bouchés. Puis, le 1er juillet suivant, nous avons fait draguer celle de nos deux fosses septiques qui nous servait à l'expérience, et nous avons prélevé en même temps, méthodiquement, de l'entrée à la sortie de cette fosse, vingt-quatre échantillons de boues qui ont été également séchés à 110 degrés et placés dans des flacons bien bouchés.

Dans tous ces échantillons, on a dosé les matières volatiles au rouge, les matières fixes au rouge, l'azote, le carbone et les matières grasses. Les méthodes de dosage utilisées sont celles que l'un de nous a décrites dans le 1er supplément au IIIe volume de nos *Recherches sur l'épuration des eaux d'égout*[1].

Ne pouvant rapporter ici tous les nombres obtenus, nous en résumons les résultats dans le tableau suivant, qui indique les moyennes, les minima et les maxima :

Composition centésimale des boues fraîches de la Madeleine

	Matières volatiles au rouge 0/0.	Matières fixes au rouge 0/0.	Azote 0/0.	Carbone 0/0.	Matières grasses 0/0.
Moyenne. . .	45,80	54,20	2,04	27,94	15,82
Minimum. . .	40,55	48,45	1,51	19,40	9,08
Maximum . .	51,55	59,45	2,54	36,62	20,30
Proportion 0/0 dans les matières volatiles, au rouge.			4,45	61,00	

Composition des boues de la fosse septique.

Moyenne. . .	52,56	97,44	1,34	19,50	7,96
Minimum. . .	28,43	64,94	1,23	15,25	7,12
Maximum . .	35,06	71,57	1,56	21,50	8,80
Proportion 0/0 dans les matières volatiles, au rouge.			4,79	59,92	

On voit que la composition des boues est considérablement modifiée par leur séjour dans la fosse septique. Interprétons d'ailleurs quelques-uns de ces chiffres :

Matières volatiles au rouge. — On admet généralement que la détermination de ces matières indique, dans une certaine mesure, la proportion des substances organiques. Les calculs étant établis sur les mêmes matières sont, à tout le moins, comparables. On peut supposer, d'autre part, que la matière minérale des boues (fixe au rouge) n'a pas sensiblement changé.

Puisque 100 grammes de nos boues fraîches (à l'état sec) contenaient en moyenne 54,20 pour 100 de matières fixes au rouge, alors que 100 grammes de boues fermentées (à l'état sec), en contenaient 67,44, il en résulte que ces dernières proviennent de $\frac{67,44 \times 100}{54,20} = 124$ gr. 4 de boues fraîches. Les boues fermentées ont donc subi une perte de poids de 124 gr. 4 (boues fraîches) — 100 grammes (boues fermentées) = 24 g. 4 ou 19,61 pour 100; c'est-à-dire que les boues ont perdu, pendant

[1] Masson, éditeur, 1908.

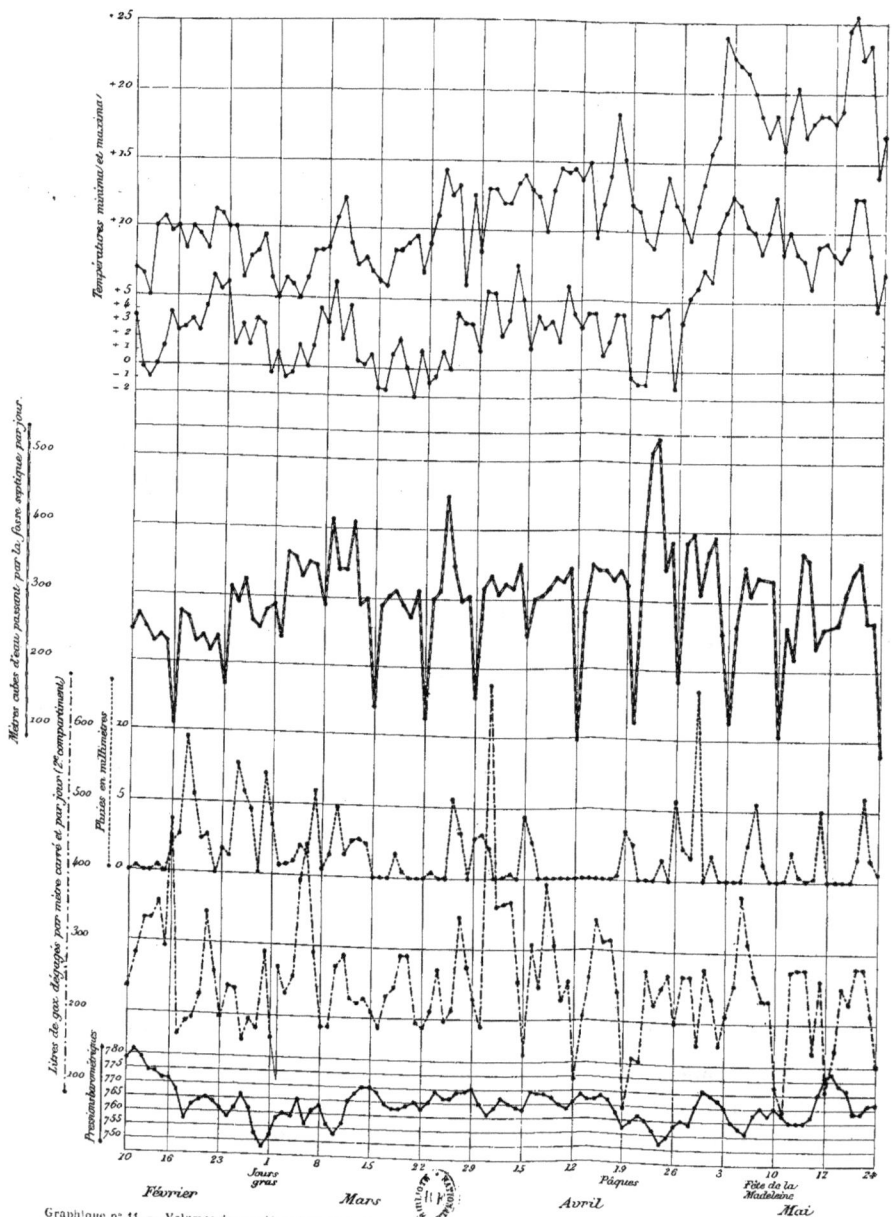

Graphique n° 11. — Volumes de gaz dégagés dans la fosse septique de la Madeleine suivant les saisons, la pression barométrique, les volumes d'eau traitée, les pluies et la température.

leur séjour dans la fosse, environ 20 pour 100 de leur poids, ou 42,81 pour 100 de leur matière organique[1].

Azote et carbone. — Le séjour des boues en fosse septique fait tomber de 34,81 pour 100 la proportion d'azote, et de 30,21 pour 100 celle du carbone.

Mais, dans les matières volatiles au rouge, le taux pour 100 d'azote et de carbone avant et après séjour en fosse septique varie peu ; il semble donc que la matière organique qui échappe aux actions de fermentation est d'une composition analogue à celle qui a disparu, et on peut supposer qu'avec le temps le taux de matières organiques fermentées augmenterait encore.

Matières grasses. — Nous avons vu plus haut que les matières grasses sont très résistantes aux actions microbiennes. Cela est surtout vrai lorsque ces matières sont artificiellement immergées dans le liquide des fosses septiques. Par contre, lorsqu'elles peuvent flotter à la surface et s'oxyder au contact de l'air, elles disparaissent en grande partie. D'après nos analyses, leur taux a diminué de 42,41 pour 100.

Gaz des fosses septiques.

Outre les phénomènes de dissolution dont on ne peut nier l'existence, il est facile de constater qu'une fosse septique en bonne marche est toujours le siège de dégagements gazeux, attestant que la matière organique y subit une désintégration plus ou moins complète. Certains de ces gaz, en particulier l'acide carbonique et l'hydrogène sulfuré se dissolvent en fortes proportions dans le liquide de la fosse. Ce qui ne peut y être dissous se dégage dans l'atmosphère, et les bouillonnements que l'on perçoit à la surface sont, en général, intermittents et ressemblent à ceux produits par une forte ébullition : aussi les volumes de gaz dégagés par jour, mesurés à un endroit déterminé, sont-ils très variables. La seule explication possible de ces variations est que, dans la profondeur de la

[1] En admettant que la perte au rouge représente les matières organiques, on ne tient pas compte de la décomposition de certains composés minéraux, tels que les carbonates. Cette cause d'erreur est plus importante pour les boues de la fosse septique qui contiennent davantage de matière minérale que les boues fraîches. On doit donc considérer les nombres calculés ci-dessus comme des minima.

fosse, les gaz s'accumulent sous des amas de boues et y forment des poches qui ne se crèvent que lorsque leur tension est suffisante pour vaincre la pression du liquide sus-jacent. On ne peut y faire intervenir d'autres causes comme le montrent les courbes réunies ci-après.

Pendant une période assez longue, du 10 février au 24 mai 1908, nous avons maintenu, immergée à l'entrée de la fosse septique ouverte, une cloche cylindrique de 1 mètre carré de surface et de 1 mètre de hauteur, à la partie supérieure de laquelle était disposé un robinet communiquant avec un compteur au moyen d'un tube en caoutchouc. Les indications étaient relevées chaque jour. Elles nous permettaient de calculer en litres les volumes de gaz dégagés par mètre carré de surface liquide.

Nous avons relevé dans le tableau VI les indications données par le compteur. Dans une 2ᵉ colonne sont rapportés les volumes d'eau passant chaque jour dans la fosse septique. Les autres volumes donnent la hauteur des pluies tombées, en millimètres, la pression barométrique en millimètres de mercure et les températures maxima et minima.

Tous ces chiffres nous ont permis d'établir les courbes réunies dans le graphique nᵒ 11.

De l'examen de ces courbes nous ne pouvons tirer qu'une seule conclusion qui vient à l'appui de l'explication que nous donnions plus haut : c'est que, plus le volume d'eau qui passe dans la fosse septique est grand, plus important est le dégagement des gaz, au moins dans une certaine mesure. Il est à remarquer que les dimanches, jours où arrivent de faibles volumes d'eau, le dégagement est en général moins abondant que les autres jours. On comprend facilement que, par l'agitation du liquide, les gaz se dégagent plus aisément que dans une eau tranquille, surtout dans une fosse où l'eau doit alternativement passer au fond et à la surface du liquide.

Les dégagements de gaz ne semblent pas influencés par les pluies, la pression barométrique et la température. On peut cependant noter que les gaz se dégagent un peu plus abondamment en été qu'en hiver, ce qui s'explique facilement par l'activité plus grande des fermentations. Cette constatation ne peut se faire que si l'on examine le dégagement des gaz dans les diverses parties de la fosse septique (voir *tableau* VII).

TABLEAU VI. — **Gaz des fosses septiques.**

DATES	LITRES DE GAZ DÉGAGÉS PAR MÈTRE CARRÉ ET PAR JOUR	MÈTRES CUBES D'EAU PASSANT PAR LA FOSSE SEPTIQUE PAR JOUR	PLUIE EN MILLIMÈTRES	PRESSION BAROMÉTRIQUE	TEMPÉRATURE	
					MINIMA	MAXIMA
10 février 1908	235	245	"	779	3,5	7,0
11 —	281	271	0,2	781	—0,2	6,5
12 —	329	250	"	779	—1,0	5,0
13 —	330	231	"	774	0	10,0
14 —	357	238	0,4	774	1,5	10,5
15 —	293	231	"	771	3,8	9,8
16 —	494	108	2,0	771	2,5	10,0
17 —	170	275	2,7	767	2,8	8,6
18 —	188	265	9,5	757	3,2	10,0
19 —	193	231	5,5	762	2,5	9,5
20 —	225	240	2,4	764	4,2	8,5
21 —	342	219	2,6	765	6,4	11,2
22 —	260	240	"	763	5,3	11,0
23 —	197	171	1,7	761	6,0	10,0
24 —	240	314	1,2	758,5	1,5	10,0
25 —	258	290	7,8	761	3,0	6,5
26 —	165	323	5,8	765,5	1,5	8,0
27 —	195	201	4,6	761	3,3	8,3
28 —	182	252	0,1	752	3,0	9,5
29 —	288	279	7,1	748	—0,5	6,5
1er mars 1908	170	286	3,4	751,5	1,0	5,0
2 —	268	240	0,7	758,5	—0,8	6,5
3 —	232	363	0,8	760	—0,5	6,0
4 —	258	357	1,0	759,5	1,3	5,0
5 —	392	529	2,1	765	0	6,5
6 —	442	552	1,5	756	1,5	8,5
7 —	289	345	6,0	761	4,2	8,5
8 —	185	288	0,3	763	3,2	8,6
9 —	185	414	1,4	755,5	6,1	10,8
10 —	272	341	4,8	751,5	2,0	12,2
11 —	285	341	1,5	756	4,5	9,0
12 —	2 4	411	2,5	763	0,5	7,5
13 —	219	289	2,6	767,5	0,2	8,0
14 —	224	500	2,3	770	1,0	7,0
15 —	207	142	"	770	—1,4	6,2
16 —	184	288	"	768	—1,5	6,0
17 —	232	302	"	764	1,0	8,5
18 —	242	310	1,7	762,5	2,0	8,5
19 —	291	290	0,3	762,5	—0,2	9,0
20 —	290	275	"	763	—2,0	4,5
21 —	195	310	"	765	1,2	7,0
22 —	189	124	"	762	—1,0	9,0
23 —	212	300	0,4	765	—0,6	11,0
24 —	270	311	"	769	1,2	14,3
25 —	197	450	"	767	0	12,5
26 —	213	347	5,6	767	4,0	13,2
27 —	543	298	3,2	769	5,2	6,0
28 —	275	303	"	769	5,1	12,5
29 —	227	157	2,8	770	1,4	8,5
30 —	189	315	3,1	765	5,5	13,0
31 —	677	335	2,1	761	5,4	13,0

DATES	LITRES DE GAZ DÉGAGÉS PAR MÈTRE CARRÉ ET PAR JOUR	MÈTRES CUBES D'EAU PASSANT PAR LA FOSSE SEPTIQUE PAR JOUR	PLUIE EN MILLIMÈTRES	PRESSION BAROMÉTRIQUE	TEMPÉRATURE	
					MINIMA	MAXIMA
1er avril 1908	359	306	»	764	2,4	12,0
2 —	361	321	»	766	3,5	12,0
3 —	363	315	0,2	765	7,4	13,4
4 —	254	348	»	764	5,0	14,0
5 —	149	245	4,4	765	1,5	15,0
6 —	307	300	2,5	769	3,8	12,5
7 —	246	304	»	769	3,0	10,0
8 —	392	517	»	768	3,5	15,0
9 —	305	330	»	767	2,0	14,5
10 —	225	325	»	765	6,1	14,2
11 —	256	342	»	764	4,0	14,5
12 —	117	118	»	765	5,0	13,8
13 —	204	282	»	769	4,0	15,0
14 —	260	348	»	767	4,0	9,5
15 —	339	341	»	767	1,0	11,0
16 —	308	342	»	768	2,0	14,0
17 —	311	328	»	767	4,0	18,5
18 —	238	341	0,3	762	4,0	15,2
19 —	77	321	3,6	756	—0,5	12,0
20 —	148	118	2,3	758	—1,0	11,5
21 —	145	365	»	760	—1,0	9,5
22 —	270	513	»	759	4,0	8,9
23 —	221	533	»	756	4,0	11,5
24 —	244	324	1,5	752	4,5	14,0
25 —	263	385	»	754	—1,2	12,0
26 —	199	184	5,8	758	3,5	11,0
27 —	265	383	2,2	760	5,2	9,5
28 —	262	395	1,7	759	6,0	12,0
29 —	167	315	13,5	765	7,2	13,5
30 —	266	372	15,8	770	6,5	15,8
1er mai 1908	287	394	1,8	769	10,0	17,0
2 —	167	254	»	768	11,5	24,0
3 —	213	114	»	765	12,5	22,5
4 —	255	262	»	760	12,0	22,0
5 —	377	349	»	757	10,5	21,5
6 —	513	509	2,6	756	10,0	20,0
7 —	265	336	5,5	762	8,5	18,5
8 —	235	»	1,2	765	10,0	17,0
9 —	234	530	»	762	12,5	18,5
10 —	111	107	»	765	8,5	16,0
11 —	76	262	»	763	10,0	18,5
12 —	272	219	2,1	760	8,5	20,5
13 —	277	508	0,1	760	8,0	17,0
14 —	278	361	»	760	6,0	18,0
15 —	161	235	0,5	762	9,0	18,5
16 —	261	259	5,0	770	9,5	18,5
17 —	104	»	»	775	8,5	18,0
18 —	163	265	»	777	8,0	18,8
19 —	251	307	»	775	9,0	24,5
20 —	228	341	»	771	12,5	25,5
21 —	277	356	1,6	764	12,5	22,5
22 —	276	271	6,0	764	8,5	28,5
23 —	210	271	1,5	766	4,5	14,0
24 —	142	80	0,8	766	7,0	17,0

Le volume des gaz dégagés par 24 heures diminue rapidement de l'entrée à la sortie de la fosse septique, comme le
montrent les expériences suivantes :

Nous avons placé successivement notre cloche dans chaque
compartiment de la fosse septique (compartiments limités par
les chicanes de surface et par les planches placées pour
retenir les écumes). Pendant une semaine nous notions les
volumes de gaz dégagés puis nous transportions la cloche
dans le compartiment voisin. Cette expérience a été faite
d'abord pendant la saison froide (novembre-décembre) puis
pendant la saison chaude (mai-juin). Les moyennes sont
rapportées dans le tableau VII Connaissant la surface de
chaque compartiment, nous avons calculé le volume de gaz
dégagé par compartiment d'abord, puis par la fosse entière.

Les volumes varient, par mètre carré et par jour, de
210 *litres* à l'entrée des eaux dans la fosse, à 40 *litres* seulement près de la sortie. La moyenne journalière, par toute la
fosse de 100 mètres carrés de superficie et de 260 mètres
cubes de capacité, était de 11 *mètres cubes* 137 *litres*.

Tableau VII. — **Volumes des gaz dégagés par la fosse septique**.

COMPARTIMENT		LITRES DE GAZ DÉGAGÉS EN 24 HEURES PAR MÈTRE CARRÉ			MÈTRES CUBES DE GAZ DÉGAGÉS EN 24 HEURES POUR TOUTE LA FOSSE
NUMÉROS	SURFACE	NOVEMBRE ET DÉCEMBRE 1907	MAI ET JUIN 1908	MOYENNE	
1 et 2	14m²,25	200	221	210	2,993
3	11,25	171	169	170	1,913
4	11,25	181	126	155	1,721
5	11,25	127	102	115	1,294
6	12,00	58	112	85	1,020
7	12,00	64	92	78	0,936
8	12,00	40	71	55	0,660
9 et 10	15,00	28	52	40	0.600
Total.					11,137

Le volume total, du 8 janvier au 30 juin 1908, a donc été de
1938 *mètres cubes*, soit en chiffres ronds 2000 *mètres cubes pour
six mois.*

La composition de ces gaz est également très variable,

comme le montre le tableau ci-après, qui résume un grand nombre d'analyses :

	Acide carbonique.	Méthane.	Hydrogène.	Azote.
Moyenne 0/0 . .	4,5	47,8	22,9	24,8
Minimum — . .	3	37,5	16,2	10,5
Maximum — . .	6,6	59,5	52,8	32,3

Il n'y a de différences bien nettes dans la composition des gaz dans les différents compartiments qu'entre les premiers et les derniers, comme le montrent les moyennes suivantes :

	Acide carbonique.	Méthane.	Hydrogène.	Azote.
2e compartiment.	3,9	51,1	24,3	20,6
5e —	5,2	43,5	24,6	26,7
8e —	6,5	38,0	27,0	28,6

Les gaz dégagés dans les derniers compartiments contiennent une moins grande proportion de méthane et, par contre, tous les autres gaz sont plus abondants. Il est probable que les boues qui se sont déposées à l'extrémité de la fosse sont de nature différente de celles qui se sont accumulées à l'entrée, et que, par suite, les gaz que les fermentations peuvent produire varient de composition. Il faut aussi noter que le liquide des fosses, ayant déjà dissous beaucoup d'acide carbonique, ne peut alors plus en dissoudre et une plus grande quantité de ce gaz se dégage dans l'atmosphère.

Aux gaz dont nous avons rapporté les proportions dans le mélange dégagé, il faut ajouter de petites quantités d'hydrogène sulfuré (maximum 4 pour 1000) de mercaptan et d'autres gaz odorants. Nous avons recherché si ces gaz entraînaient de l'ammoniaque et nous n'en avons trouvé que moins de 1 milligramme dans 1200 litres de gaz.

*
* *

On peut calculer approximativement la proportion de matière organique qui a été désintégrée et gazéifiée dans une fosse septique, en utilisant pour ce calcul les formules hypothétiques suivantes :

1° *Pour l'albumine :*

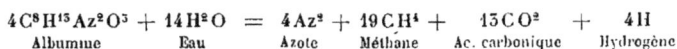

$$4\,C^8 H^{15} Az^2 O^5 + 14\,H^2 O = 4\,Az^2 + 19\,CH^4 + 13\,CO^2 + 4\,H$$

Albumine   Eau   Azote   Méthane   Ac. carbonique   Hydrogène

D'après cette formule. 1 litre de méthane est produit par $1^{gr},7$ d'albumine.

2° *Pour la cellulose :*

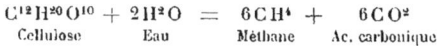

$$C^{12}H^{20}O^{10} + 2H^2O = 6CH^4 + 6CO^2$$
Cellulose · · · · · · · Eau · · · · · · · Méthane · · · · Ac. carbonique

D'après cette formule, 1 litre de méthane est produit par $2^{gr},44$ de cellulose.

Partant de ces données, nous pouvons estimer le poids de matière organique gazéifiée dans notre fosse.

Les 2000 mètres cubes de gaz dégagés pendant la période d'expérience contiennent 47,8 pour 100 de méthane ou 956 mètres cubes, provenant, soit de

$$956 \times 1,7 = 1.625 \text{ kil. 2 d'albumine,}$$

soit de

$$956 \times 2,44 = 2.352 \text{ kil. 6 de cellulose.}$$

Ces nombres (assurément inférieurs à la réalité puisqu'il n'est tenu compte ni des pertes, ni des gaz dissous, ni des désintégrations gazeuses qui ne forment pas de méthane, mais seulement de l'acide carbonique ou de l'hydrogène) montrent assez clairement que les actions de désintégration en fosse septique ont une importance considérable.

Nous ne saurions donc en aucune manière souscrire aux conclusions de *Dzerszgowski* citées au commencement de ce chapitre, non plus qu'à celles de M. *Vincey*, lorsqu'il déclare que *les fosses septiques paraissent surtout travailler mécaniquement à la manière de simples bassins de décantation.*

Il est incontestable que *la fermentation septique permet de dissoudre une grande partie (de 30 à 50 pour 100) des matières organiques charriées en état de suspension par les eaux d'égout.*

L'expérience montre, en outre, que celles de ces matières qui restent inattaquées sont difficilement putrescibles ; il en résulte que les boues des fosses septiques sont extraordinairement inoffensives pour l'odorat : que leur faible altérabilité facilite leur manutention ; qu'enfin on peut, sans inconvénient, tolérer leur déversement intermittent dans les fleuves ou les cours d'eau à grand débit.

CHAPITRE IV

LES MATIÈRES ORGANIQUES COLLOÏDALES DES EAUX D'ÉGOUT

Lorsqu'en 1890 *Hiram Mills*, en publiant le résultat de ses expériences de filtration des eaux d'égout sur le sable ou le gravier, montra que, lorsque l'eau s'écoule lentement en couche très mince au large contact de l'air sur la surface du gravier, 97 pour 100 des matières organiques azotées, dont une très grande part pouvait être oxydée, était retenue, il considérait ces matières organiques comme étant en solution. Cependant, depuis ces expériences mémorables, il a été remarqué que, dans certains cas, il pouvait s'accumuler dans les filtres, que nous appelons *lits bactériens*, une quantité de matière organique telle que le travail microbien est impuissant à tout désorganiser, et il s'ensuit un colmatage de la surface des lits auquel on doit remédier. Ces matières difficilement oxydables ont été analysées par *Clark* qui a montré qu'elles contenaient peu d'azote et qu'elles étaient plutôt des matières carbonées analogues à la cellulose.

Les matières organiques se présentent dans les eaux d'égout sous trois états : soit à l'état *solide*, soit en *solution*, soit à l'état *colloïdal*.

Les divers traitements que l'on fait subir aux eaux d'égout pour les épurer permettent d'en éliminer d'une façon plus ou moins complète les *matières en suspension* par décantation ; les *matières colloïdales* sont, pour la plupart, entraînées par précipitation lente ; les *matières solubles* doivent être oxydées par le *travail microbien*.

Après que *G. Fowler* eût observé que l'effluent des fosses septiques de *Manchester* contenait des composés de fer en solution colloïdale, *Biltz* et *Kröhnke* montrèrent que les matières organiques se trouvent dans les eaux d'égout principalement à l'état colloïdal, car si l'on soumet ces eaux à la dialyse, une petite partie seulement des matières organiques peut dialyser. *Fowler* et *Ardern* ont aussi montré que 60 pour 100 des matières oxydables des eaux d'égout de *Manchester* étaient à l'état colloïdal. Cette proportion est augmentée dans les eaux purement domestiques.

On peut du reste se rendre compte de la présence de ces matières colloïdales dans les eaux d'égout par la simple filtration sur papier. Une filtration rapide donne un liquide aussi trouble et opalescent que l'eau originelle, mais au bout de peu de temps la filtration se ralentit et lorsque l'eau ne filtre plus que goutte à goutte, le liquide recueilli est limpide et transparent. Si on pratique les analyses du liquide qui s'écoule à différents moments, comme l'ont fait *Fowler* et *Ardern*, on trouve des résultats très différents. Lorsque le liquide est limpide, les matières colloïdales *sont restées sur le filtre*.

La détermination des matières colloïdales a été faite par la dialyse. *Fowler* et *Ardern* ont plongé dans un vase renfermant 750 centimètres cubes d'eau d'égout décantée un cylindre de parchemin contenant 750 centimètres cubes d'eau distillée, de façon que les liquides soient au même niveau. A des intervalles de temps déterminés, ils prélevaient des échantillons au dehors et au dedans du dialyseur. L'expérience était continuée jusqu'à ce que les deux liquides aient la même teneur en chlore (24 heures). *J. Johnson* met 50 centimètres cubes d'eau d'égout, filtrée au papier et additionnée d'une quantité d'acide sulfurique suffisante pour la stériliser, dans un tube de parchemin suspendu dans un vase contenant 500 centimètres cubes d'eau distillée renouvelée pendant la dialyse qui dure 6 jours.

Depuis, *G. Fowler*, *Sam Evans* et *Chadwick Oddie* ont proposé une autre méthode indiquée par *Rübner*. Elle consiste à précipiter les matières colloïdales par une solution alcaline de sel ferrique. Dans un flacon conique on ajoute à 200 centimètres cubes d'eau à analyser, 2 centimètres cubes de solution à 5 pour 100 d'acétate de soude et 2 centimètres cubes de solution à 10 pour 100 d'alun de fer et d'ammoniaque. On agite et on place le flacon sur un brûleur. On porte à l'ébullition,

qu'on maintient 2 minutes exactement. On refroidit et on filtre
en ne jetant sur le filtre qu'aussi peu de précipité que possible. On obtient ainsi un liquide clair qui ne contient que les
substances en vraie solution. On compare les analyses de
l'eau et du filtrat. L'ébullition ne doit durer que le temps nécessaire à l'évaporation des 4 centimètres cubes de réactifs
ajoutés. Des essais à blanc ont montré que les erreurs dues
aux réactifs et à la filtration sont inappréciables. Des expériences comparatives avec ces deux méthodes, dialyse et précipitation chimique, ont donné des résultats qui n'étaient pas
numériquement identiques, mais le rapport des cristalloïdes
et des colloïdes était le même.

Cette méthode a été introduite dans les analyses courantes
à *Davyhulme (Manchester)* et a permis de dégager certains points
intéressants.

On a constaté d'abord que l'effluent des fosses septiques
contenait plus de matières colloïdales en été qu'en hiver,
bien que l'eau d'égout fût en moyenne plus diluée en été. On
pourrait penser que cet accroissement des matières colloïdales
fût le fait de fermentations produites sur les matières solides.
Il semble plutôt que la plus grande dilution favorise la mise
en pseudo-solution de ces matières.

Le séjour trop prolongé des eaux d'égout en fosse septique
doit être évité car, en milieu anaérobie, la proportion des matières colloïdales s'accroît, tandis qu'elle diminue en présence
de l'air.

La recherche de ces matières *colloïdales* dans les lits d'oxydation donnera une mesure du travail qui s'y effectue. Ce n'est
pas seulement la quantité des *matières organiques totales* qu'il
importe de connaître, mais leur *état*, qui permet de dire si ces
matières sont plus ou moins nuisibles. Les matières solubles
cristalloïdes sont si rapidement oxydées qu'on peut jusqu'à un
certain point les négliger.

*
* *

Nous avons repris ces expériences sur les eaux de la Madeleine et, après quelques essais, nous avons dû abandonner la
méthode par dialyse qui nous semble sujette à trop de causes
d'erreur et nous avons adopté la méthode de *G. Fowler* beau-

coup plus simple et plus rapide, mais qui demande à être perfectionnée.

Nous avons effectué pendant 20 jours ce que *G. Fowler* a appelé le *Clarification Test*, par la méthode que nous venons d'exposer sur les eaux décantées non filtrées. Nous donnons dans le tableau VIII ci-après, les nombres moyens ainsi obtenus. Nous avons aussi calculé, d'après la détermination de l'oxygène absorbé en 4 heures, le pourcentage des matières colloïdales oxydables dans les matières organiques oxydables totales. Nous ferons remarquer qu'il y a une cause d'erreur provenant du fait de la précipitation de l'hydrogène sulfuré par le sel de fer, ce qui augmente la proportion de matières colloïdales. Nous n'avons pu faire la correction nécessaire à ce sujet, par suite de la difficulté de doser d'une manière précise l'hydrogène sulfuré dans un liquide aussi complexe qu'une eau d'égout. Nous étudions cette question et espérons y apporter une contribution utile.

TABLEAU VIII. — **Oxygène absorbé en 4 heures.**

	EAU BRUTE	EFFLUENT de la fosse septique		EFFLUENT des lits bactériens
		N° 1	N° 2	
Avant précipitation.	45,1	41,0	44,5	8,8
Après —	19,7	17,9	18,3	5,4
Oxygène absorbé par les matières colloïdales et autres, précipitées	25,4	25,1	26,2	3,4
Matières colloïdales et autres, précipitées, 0/0 des matières oxydables.	57,2 0/0	56,5 0/0	58,8	40,4

Nous avons rapporté dans le volume précédent[1] les expériences que nous avions effectuées pour déterminer l'importance de la fixation des matières organiques sur les matériaux des lits bactériens (scories). Les résultats ont montré que les matières organiques sont d'autant plus facilement retenues

[1] Vol. III, p. 56.

par les scories qu'elles sont de nature colloïdale. Ainsi, comparativement, la proportion pour 100 de matière fixée a été :

Albumine	17,68
Peptone	13,38
Amidon soluble	4,20
Asparagine	2,26
Sulfate d'ammoniaque	2,09
Glucose	1,00

Suivant *Jones* et *Travis*, ce retour à l'état solide des matières colloïdales doit être plutôt attribué à des actions de surface qui en amènent la coagulation. Ils ont remarqué que si l'on abandonne de l'eau d'égout dans un vase en verre, d'abord les matières en suspension se déposent ou flottent à la surface. Au bout d'un certain temps on n'aperçoit plus de matières dans le liquide, qui cependant reste trouble et opaque. Puis de petits flocons apparaissent sur le verre et grossissent lentement, le plus souvent en des points plus ou moins séparés, et tombent au fond du vase. Cette coagulation ne se produit qu'au contact du verre. L'eau est de moins en moins opalescente et finit par être transparente. On peut activer la coagulation en plaçant dans le vase des lames de verre : on voit, au bas de ces lames, un amas de ces matières colloïdales. Mais on ne peut exagérer la surface, car non seulement elle n'accroît pas le dépôt, mais en même temps (et dans un rapport inverse de la superficie des surfaces) elle raccourcit la période durant laquelle les phénomènes peuvent être observés.

L'action mécanique produite par les matériaux d'un lit bactérien est donc importante. C'est dans le but de diminuer le travail d'oxydation des lits et, pour cela, d'éliminer la plus grande partie des matières colloïdales, que *O. Travis* a imaginé les plans de la fosse septique qu'il a appelée « *Hydrolytic tank* » à *Hampton* ([1]).

Dans les bassins de simple décantation, les actions de surface se réduisent aux murs, qui se recouvrent dans la partie immergée d'un enduit visqueux, lequel se détache et tombe avec les matières en suspension. Cet enduit est formé de matières colloïdales emprisonnant de fines particules. Lorsque

([1]) Vol. II, p. 100.

les surfaces sont augmentées ou multipliées, comme dans l'*hydrolytic tank*, cette coagulation et ce dépôt des matières colloïdales sont accrus et l'effluent en contient une moins grande proportion.

Dans les fosses septiques, l'action est plus importante, car le dégagement des gaz remet en suspension des particules sur lesquelles se fixent les matières colloïdales et celles-ci retombent au fond de la fosse lorsque les bulles sont venues crever à la surface. Quand le dégagement des gaz est abondant, l'effluent est beaucoup moins opalescent qu'en temps ordinaire.

Dans les lits bactériens, et surtout dans les lits bactériens à percolation, l'effluent des fosses septiques s'écoulant en très mince couche sur la surface des matériaux y abandonne facilement les matières colloïdales. La pellicule de matière organique qui couvre ainsi les matériaux favorise leur dépôt, qui retient une partie des matières organiques en vraie solution, ainsi que des sels ammoniacaux. L'importance de ce dépôt dépend de beaucoup de facteurs, parmi lesquels : *la concentration des colloïdes dans l'eau d'égout, le degré de stabilité de la solution colloïdale*, et *l'intimité du contact avec la surface*. Les deux premiers facteurs varient avec l'eau d'égout, mais les variations pour les diverses eaux d'égout domestiques ne sont pas grandes, dépendantes plutôt du système d'égout que de la composition chimique des eaux elles-mêmes, et ils varient aussi pour la même eau, suivant les différentes heures du jour. Le dernier facteur dépend de la grosseur des matériaux du lit, car plus ces matériaux sont petits, plus la surface offerte à l'eau est grande.

L'effluent des lits bactériens est généralement débarrassé des matières colloïdales. Cependant, lorsque la concentration de ces matières dans l'eau traitée est très faible, la fixation exige un temps plus long que celui qui peut être accordé par le passage des eaux au travers du lit.

Les matières colloïdales fixées sur les matériaux du lit bactérien sont alors soumises à des actions physiques, chimiques et biologiques. Lorsque les matériaux sont gros et que, par suite, l'aération est facile, les matières perdent leur aspect gélatineux, elles se contractent, peuvent se détacher facilement et sont entraînées par les eaux. Ce sont les *films* ou particules en suspension qui ont été observées dans bien des cas et qui ont obligé à la construction de bassins de décantation pour l'effluent épuré. Par suite de l'oxydation subie dans le lit bactérien, ces matières résistent à la putréfaction dans les eaux aérées. Si les matériaux sont très fins, et par suite l'aération moins abondante, ces matières conservent plus longtemps leur caractère colloïdal et le dépôt reste dans le lit pendant un temps indéfini. Ensuite l'action microbienne agit dans la masse du dépôt par les diastases, et à la surface par l'oxydation, les produits d'oxydation étant ou gazeux comme l'acide carbonique, ou très solubles et peu faciles à fixer comme les nitrates.

Dans l'épuration terrienne (épandage, irrigation culturale) les phénomènes sont absolument identiques. Il faut cependant faire remarquer que, lorsque les eaux d'égout sont déversées sur le sol, sans décantation préalable, les matières colloïdales agglutinent toutes les matières en suspension qui recouvrent ainsi la terre d'un enduit imperméable empêchant toute irrigation nouvelle et toute épuration.

L'exposé de ces travaux sur les matières colloïdales nous a amené, comme nous l'avons vu, à une nouvelle théorie de l'épuration dans les lits bactériens. Au Congrès international d'Hygiène de 1903 *Dunbar* expliquait les phénomènes concourant à l'épuration de la façon suivante : suivant lui, dans les lits bactériens l'*adsorption* de la matière organique par les matériaux est l'action la plus importante. A côté de ce pouvoir adsorbant il faut faire intervenir certaines affinités chimiques comme l'ammoniaque et l'hydrogène sulfuré pour le fer toujours plus ou moins abondant dans les scories. La faculté d'adsorption s'épuise et les matériaux ont besoin pour se régénérer de l'accès de l'air et de la présence des micro-organismes qui agissent pendant les périodes d'aération ou de repos. Les matières organiques sont décomposées par les microbes jusqu'à la formation de certains composés facilement oxydables par l'oxygène de l'air. Il y a donc trois actions distinctes : *adsorption ou fixation de la matière organique par les matériaux, décomposition de la matière organique en produits simples; oxydation de ces produits par l'oxygène de l'air.* La théorie de *Dunbar* avait été, dès l'origine, combattue vivement en Allemagne et c'est pour trouver des arguments à lui opposer que ses adversaires, parmi lesquels *Bilz* et *Kröhnke*, démontrèrent les premiers l'importance des matières colloïdales dans les eaux d'égout.

La théorie nouvelle, que nous adoptons, ne tient plus compte des phénomènes d'adsorption, elle attribue la retenue des matières organiques dans les lits bactériens à des *actions de surface coagulant les matières colloïdales*, lesquelles se déposent sur les matériaux, sont détruites par les microbes et oxydées par l'oxygène de l'air. Les matières organiques en vraie solution sont entraînées en partie par les matières colloïdales et en partie oxydées directement, probablement avec intervention microbienne ([1]).

([1]) MILLS, Purification of Sewage and Water, *Stait Board of Health Massachusets*, 1890.

BILZ et KRÖHNKE, Colloïdes organiques dans les eaux d'égout, *Berichte der deuts. Chem. Gessells.*, V. 37, p. 1745, 1904.

G. FOWLER and E. ARDERN, Suspended matter in sewage and effluents, *Journal of the Society of Chemical Industry*, V. 24, p. 483, 1905.

G. FOWLER, S. EVANS and A. CHADWICK ODDIE, Some applications of the *Clarification Test* to Sewage and effluents, *Journal of the Society of Chemical Industry*, V. 27, mars 1908.

A. STOWALL JONES and W. OWEN TRAVIS, The elimination of suspended solids and colloïdal matters from sewage, *Proc. of the Institution of Civils Engineers*, V. 164, Part. 2, 1905.

J. H. JOHNSTON, The organic colloïds of Sewage, *Journal of The Royal Sanitary Institute*, V. 27, n° 10, 1906.

H. W. CLARK, The resistance to decomposition of certain organic matters im sewage, *Journal of Infectious diseases*, Supp. 2 février 1906.

J. H. JOHNSTON, Die Rolle der Kolloïde bei der Reinigung von Abwässern, *Zeitsch. für Chemie und Industrie der Kolloïde*, 1908, Supp. Heft 2.

CHAPITRE V

ÉPURATION PAR LITS BACTÉRIENS A TOURBE

Nous avons rapporté l'an dernier [1] les essais que nous avions entrepris pour rechercher l'effet de la tourbe, employée comme support d'oxydation dans les lits bactériens, sur l'épuration des eaux d'égout.

Nous avons montré qu'avec la *tourbe mousseuse de Hollande* intercalée en couche de 10 centimètres d'épaisseur dans un lit bactérien de scories, l'épuration, bonne au début, devint rapidement incomplète par suite du colmatage de la tourbe, colmatage qui forçait les eaux à s'écouler à travers les parois latérales du lit.

Nous avons pensé, et c'est l'opinion de *M. Müntz*, que la tourbe mousseuse de Hollande que nous avions employée était cause de nos résultats peu encourageants; aussi avons-nous abandonné le lit bactérien établi à notre station de la Madeleine pour faire des essais comparatifs dans nos laboratoires de l'Institut Pasteur.

Nous avons employé pour nos expériences la *tourbe moyenne* des marais de la Somme, se présentant sous la forme de briquettes noirâtres dures et compactes. Ces briquettes ont été brisées en morceaux qui ont été trempés dans un lait de carbonate de chaux.

Appareils. — La fig. 4 montre le dispositif adopté pour ces expériences. Il se compose de quatre lits bactériens : deux formés de tourbe et deux de scories, de façon à pouvoir traiter comparativement sur tourbes et sur scories d'un côté (lettres sans indice) l'effluent des fosses septiques de la Madeleine, de l'autre côté (lettres avec indice) une solution de sulfate d'ammoniaque.

[1] Ces recherches, Vol. 3, p. 87.

Les liquides à épurer sont d'abord versés dans les bassins
A d'où ils sont repris par les pompes B pour être élevés dans

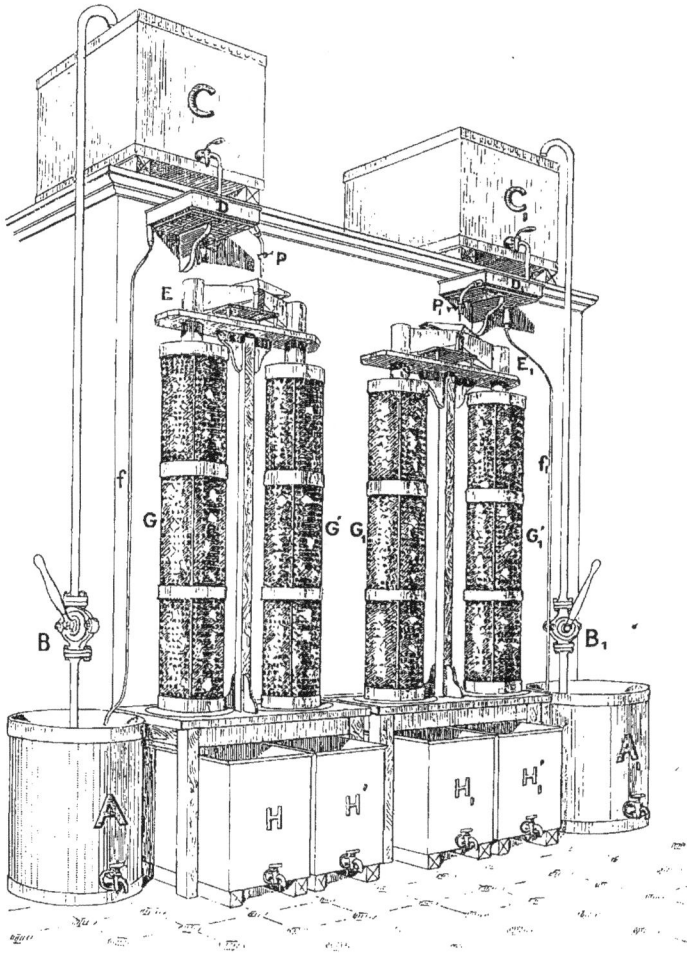

Fig. 4. — Dispositif d'expériences relatives à l'épuration biologique comparée
par lits bactériens percolateurs formés de différents matériaux.

les réservoirs C. L'écoulement de l'eau sur les lits devant être
très faible par suite de la petite surface de ces lits, le réglage

en est très difficile. Dans le but de le rendre plus régulier,
nous avons interposé entre les réservoirs C et les appareils
distributeurs E de petits bassins munis à la partie inférieure
de deux ouvertures, l'une dans la partie principale laisse
écouler le liquide dans les distributeurs, l'autre en est séparée
par une cloison et n'est alimentée que par le trop plein du
bassin, dans lequel le liquide se trouve donc toujours au même
niveau. Cette dernière partie de liquide retourne dans le bassin A.

L'écoulement du liquide des bassins D est réglé par des
pinces P. Sa distribution égale dans chaque lit s'effectue au
moyen de vases triangulaires basculant sur des pivots, régla-
bles par des contrepoids.

Les lits G sont formés de cylindres en toile métallique à
mailles de 1 centimètre, de $1^m,50$ de hauteur et de $0^m,20$ de
diamètre; la surface de chaque lit est donc de $0^{m2},0314$. Deux
lits G G_1 sont remplis de tourbe en morceaux de 2 à 3 centimètres, les deux autres G' G_1' de scories triées et lavées de 1 à
2 centimètres. La tourbe provient des tourbières de la Somme :
c'est la variété noire compacte, analogue à celle employée par
MM. Müntz et Lainé pour leurs expériences. Le fond des lits,
aussi en toile métallique, laisse écouler le liquide traité qui
est recueilli dans les réservoirs H.

Le volume du liquide écoulé sur les lits est évalué chaque
jour à la même heure par la hauteur du liquide restant dans
les réservoirs C, après y avoir pompé la partie écoulée dans
les bassins A par les trop pleins des bassins D.

⁎⁎

Les expériences d'épuration d'eaux d'égout ou d'eaux résiduaires sont toujours beaucoup plus difficiles à effectuer sur
un petit volume au laboratoire que sur les grands volumes
d'une installation comme celle de la Madeleine. Cependant les
expériences de laboratoire, quoique plus délicates, permettent
plus facilement tous les changements et modifications dans le
dispositif adopté, suggérés par les circonstances.

La plus grande difficulté rencontrée a été le réglage de
l'écoulement du liquide dans l'appareil distributeur. Lorsque
cet écoulement est ralenti, les orifices sont obstrués facilement

par les moindres poussières, et il s'arrête; il faut donc une surveillance attentive. Nous avons aussi remarqué que le déversement du liquide sur les lits doit être aussi peu abondant que possible, de façon qu'il ne jaillisse pas de liquide qui, s'écoulant le long des parois extérieures, vienne se mélanger aux eaux épurées.

Nous avions pensé pouvoir effectuer toutes les expériences sur une série de deux colonnes; mais nous avons dû en faire construire deux nouvelles pour traiter séparément les solutions d'ammoniaque et l'effluent des fosses septiques de la Madeleine.

Nous pouvons donner, dès à présent, quelques résultats de *nitrification du sulfate d'ammoniaque.* Quant à ceux de l'épuration de l'*effluent des fosses septiques,* nos expériences ne sont pas encore assez avancées pour les publier.

*
* *

Si l'on compare la nitrification obtenue avec la tourbe et avec les scories, on observe une action bien plus intense avec la tourbe, comme le montrent les premiers chiffres du tableau ci-après. La nitrification est plus de cinq fois plus active dans la tourbe que dans les scories.

Après quelques semaines pendant lesquelles ces différences étaient toujours constantes, quel que fût le volume de l'eau traité, nous avons mélangé à la tourbe comme aux scories environ 1/4 de leur volume de morceaux de calcaire assez tendre, de la grosseur d'un petit œuf.

L'effet de l'addition de carbonate de chaux a été peu important pour la tourbe, dans laquelle la nitrification a toujours été très active. Pour les lits de scories au contraire, l'action des ferments nitrifiants est devenue beaucoup plus intense et si, pour les débits très faibles, la nitrification était meilleure dans les lits de tourbe que dans les lits de scories, pour les débits plus forts, on peut constater par les nombres du tableau IX que le phénomène inverse s'est produit.

De cette première série d'expériences on peut donc conclure :

1° Que *la tourbe seule est un meilleur support que les scories seules pour obtenir une bonne nitrification de l'ammoniaque.*

TABLEAU IX. — **Nitrification du sulfate d'ammoniaque.**

(Solution à 200 milligr. par litre.)

	Litres d'eau par mètre carré de surface.	Tourbe.	Scories.
1° Sans carbonate de chaux.	353	470,0	84,0
— — —	477	332,0	40,2
— — —	1160	222,5	42,5
2° Avec — —	385	421	333
— — —	752	285	330
— — —	885	521	355
— — —	1060	288	348
— — —	1100	295	338
— — —	1582	157	225

2° Que *l'addition de calcaire aux scories permet d'obtenir une nitrification comparable à celle obtenue dans les lits de tourbe mélangée de calcaire pour les débits moyens. Pour les débits plus importants, le mélange* SCORIES *et* CALCAIRE *semble supérieur au mélange* TOURBE *et* CALCAIRE.

* * *

Dans le but de chercher une explication de la différence d'action observée dans les lits bactériens à tourbe et à scories, surtout au point de vue des matières organiques, nous avons effectué une détermination [1] de la durée d'écoulement dans nos lits d'expérience.

L'écoulement étant réglé de part et d'autre au taux de 1175 litres par mètre carré et par jour, et après avoir dosé le chlore dans l'effluent de fosse septique qui s'écoulait sur les lits, nous avons versé dans chacune des cuvettes à renversement 100 centimètres cubes d'une solution à 18 pour 100 de chlorure de sodium. Puis, toutes les 5 minutes d'abord, toutes les 10 minutes ensuite, nous avons prélevé des échantillons dans lesquels nous avons dosé le chlorure de sodium. Les résultats sont rapportés dans le tableau X ; ils ont permis d'établir les courbes ci-après (*graphique n° 12*).

Dans le lit à tourbe, la quantité maxima de chlorure de sodium, 1^{gr},86 par litre, a été observée au bout de 40 minutes,

---

[1] Avec la collaboration de M. GHYSEN, dont nous analysons plus loin un travail sur cette question.

puis le taux de chlorure s'est abaissé jusqu'à $1^{gr},28$ qui s'est maintenu avec des variations peu importantes jusqu'à la fin de l'expérience, c'est-à-dire, après 6 heures 30. Il semble donc que le chlorure de sodium soit retenu énergiquement par la tourbe et qu'il n'est cédé que peu à peu. L'élimination si lente d'un composé passant ordinairement très rapidement dans les filtres montre que les matières organiques doivent aussi être retenues énergiquement et par suite soumises aux actions de destruction qui aboutissent à l'épuration de l'eau.

Dans les lits à scories au contraire, tout se passe comme dans un filtre ordinaire. L'élimination du chlorure de sodium est très rapide et le taux maximum $4^{gr},70$ par litre, est atteint au bout de 1 heure 20 ; puis la teneur en chlorure diminue progressivement et, après 6 heures 30, il en reste encore une assez forte proportion : $1^{gr},96$ par litre. Ici encore il y a retenue mais beaucoup moins énergique que celle observée avec la tourbe.

TABLEAU X. — **Chlorure de sodium en Na Cl** (en grammes par litre) **dans l'effluent des lits.**

	Tourbe.	Scories.
Avant l'expérience	$0^{gr},52$	$0^{gr},52$

Déversement sur chaque lit de 100 cc. de solution de chlorure de sodium à 18 0/0.

	Tourbe.	Scories.
Après 5 minutes	$0^{gr},88$	$0^{gr},76$
— 10 —	$1^{gr},08$	$1^{gr},36$
— 15 —	$1^{gr},56$	$1^{gr},74$
— 20 —	$1^{gr},16$	$2^{gr},34$
— 30 —	$1^{gr},34$	$2^{gr},86$
— 40 —	$1^{gr},86$	$3^{gr},56$
— 50 —	$1^{gr},80$	$4^{gr},16$
— 1 heure	$1^{gr},80$	$4^{gr},46$
— 1 — 10 minutes	$1^{gr},64$	$4^{gr},66$
— 1 — 20 —	$1^{gr},62$	$4^{gr},70$
— 1 — 30 —	$1^{gr},44$	$4^{gr},66$
— 1 — 40 —	$1^{gr},28$	$4^{gr},24$
— 1 — 50 —	$1^{gr},20$	$4^{gr},16$
— 2 heures	$1^{gr},24$	$4^{gr},06$
— 2 — 10 minutes	$1^{gr},28$	$3^{gr},90$
— 2 — 20 —	$1^{gr},23$	$3^{gr},80$
— 2 — 30 —	$1^{gr},18$	$3^{gr},50$
— 4 — 30 —	$1^{gr},34$	$2^{gr},96$
— 5 — 30 —	$1^{gr},28$	$2^{gr},20$
— 6 — 30 —	$1^{gr},28$	$1^{gr},96$

* *

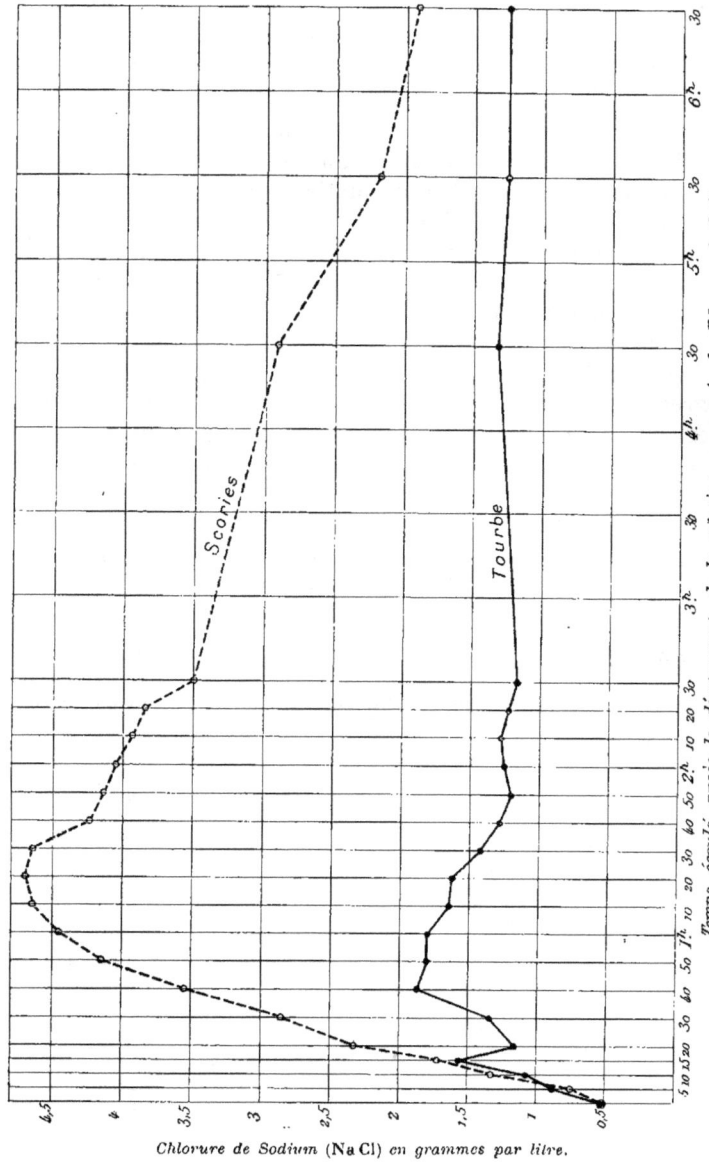

Graphique n° 12. — Action comparée des lits bactériens à tourbe et à scories vis-à-vis des chlorures.

Temps écoulé après le déversement de la solution concentrée de Chlorure de Sodium

Chlorure de Sodium (Na Cl) en grammes par litre.

Au sujet de cette importante question relative à l'emploi de la tourbe dans la construction des lits bactériens, le docteur *J. Ghysen* (¹) vient de publier tout récemment une intéressante étude que nous croyons utile d'analyser ci-après :

HISTORIQUE. — Les scories nécessaires pour la construction des lits bactériens ne se rencontrent pas toujours, dans certaines localités, en quantités suffisantes ; aussi a-t-on cherché à les remplacer par d'autres matériaux, notamment par la tourbe.

Les premières expériences effectuées sur cette matière à la station expérimentale de *Lawrence (Massachusetts)* en 1888 ont montré qu'elle se prête très mal à la filtration intermittente. La tourbe était répandue à la surface de filtres à sable, sur une hauteur de 1 à 5 pieds ; dans tous les cas, la filtration a été impossible, l'épuration presque nulle. On a seulement pu constater dans l'effluent de sortie une diminution du nombre des bactéries. Ces mauvais résultats tiennent sans doute à la nature peu favorable de la tourbe employée, car les essais effectués en 1900 en Angleterre sur l'emploi de la tourbe dans la filtration intermittente ont conduit à des conclusions meilleures. En ayant soin de drainer parfaitement le filtre, on a pu obtenir avec les filtres à tourbe de très bons résultats. Toutefois la réaction acide de la tourbe semblait gêner le travail des ferments nitrificateurs, car les effluents de sortie étaient à peu près exempts de nitrates.

En Allemagne, *Schwarzkopf* et *Petri* ont recommandé le mode de travail suivant : l'eau à purifier est d'abord traitée par un procédé chimique, puis envoyée sur les filtres à tourbe ; mais les essais effectués avec cette méthode à l'Institut d'Hygiène de Berlin n'ont pas conduit à des résultats favorables. *Frank* a également essayé, à *Wiesbaden*, la tourbe pour l'épuration des eaux d'égout ; mais il s'est borné à l'examen bactériologique de l'effluent de sortie et a opéré à l'abri de l'air, de sorte qu'il est difficile de tirer des conclusions de ses expériences. Les essais de *Degener* ont donné de meilleurs résultats.

(¹) *Gesundheits Ingenieur*, 1909, n° 1, p. 1.

Degener additionne l'eau d'égout de tourbe divisée et précipite ensuite la masse par le perchlorure de fer. On élimine ainsi 78 pour 100 des matières organiques putrescibles.

En Italie, *Adolfo Monari* a fait des essais sur la filtration des matières fécales sur la tourbe et a pu séparer ainsi les matières en suspension qui, mélangées à la tourbe, constituent un excellent engrais. Mais l'effluent de sortie était encore très putrescible.

En France, *Muntz* et *Lainé* ont montré que la tourbe est un substratum tout à fait favorable aux microbes nitrificateurs. En utilisant pour le traitement des eaux d'égout un filtre composé de fragments de tourbe mélangés de carbonate de chaux et placés sur une couche de sable bien drainée, ces savants ont obtenu des résultats très favorables : disparition de l'ammoniaque, réduction des matières organiques dans la proportion des quatre cinquièmes, effluent de sortie clair, sans odeur et imputrescible. Pour éviter les dangers de colmatage de la surface du filtre, il suffit de renouveler de temps à autre la couche superficielle ou de la mélanger avec les couches inférieures.

Pottevin utilise, au lieu de craie pulvérisée, des couches alternatives de morceaux de craie et de tourbe.

Essais du Dr J. Ghysen. — *Ghysen* a cherché à savoir s'il est avantageux d'utiliser la tourbe pressée pour la construction des filtres intermittents, si la tourbe pressée peut jouer le rôle de couche filtrante à la surface des lits bactériens percolateurs ordinaires, et enfin si la tourbe en briquettes peut servir pour la construction des lits.

La tourbe qui a servi pour la construction des filtres intermittents avait une faculté d'imbibition d'environ 50 pour 100, c'est-à-dire notablement supérieure à celle des filtres à sable qui ne dépasse guère 20 à 25 pour 100. Dans ses essais sur des filtres intermittents de 1 mètre de hauteur, *Ghysen* a constaté d'abord que la tourbe ne se comporte pas comme le sable vis-à-vis du chlorure de sodium et des matières colorantes. Tandis qu'avec le sable ces substances ne sont nullement retenues, elles le sont très fortement avec la tourbe :

une solution de chlorure de sodium s'appauvrit beaucoup par passage sur la tourbe ; une solution d'éosine sort du filtre complétement décolorée. *Ghysen* a vu en outre que la tourbe, quand elle est bien perméable, peut donner d'aussi bons résultats que le sable pour la filtration intermittente. Tous les trois jours le filtre était chargé avec une couche d'eau d'égout de 15 centimètres, et il a fonctionné parfaitement pendant un an et demi sans aucun colmatage. Même avec un chargement double du précédent, la marche du filtre n'a pas laissé à désirer, bien que l'eau d'égout renfermât 500 milligrammes de matières en suspension par litre. Toutefois les filtres à tourbe donnent des eaux toujours colorées en jaune ou en brun par suite de la dissolution de l'humus; l'oxydabilité augmente au lieu de diminuer, bien que l'eau ne soit plus putrescible. L'ammoniaque diminue beaucoup tandis que les nitrates augmentent dans de fortes proportions.

Ghysen a expérimenté également la méthode de *Müntz* et *Lainé* qui consiste à mélanger la tourbe avec de la craie pulvé- risée. Ces essais ont donné d'excellents résultats : les effluents sont devenus incolores; en outre, on a constaté une forte diminution de l'oxydabilité, par suite de la fixation de l'humus par la craie. *Ghysen* a mis en évidence un autre avantage de la craie. En faisant l'analyse des gaz qui se trouvent à l'intérieur des filtres intermittents à tourbe, il a constaté que la craie exerce une action très favorable sur les échanges gazeux. Un filtre travaille d'autant mieux qu'il contient plus d'oxygène et qu'il laisse se diffuser plus vite l'acide carbonique produit par les microbes. Or la présence de la craie a pour résultat de diminuer la teneur en acide carbonique dans toutes les cou- ches du filtre, probablement par suite de la formation de bicarbonate de chaux soluble. L'effluent de sortie du filtre à tourbe et à craie est d'ailleurs beaucoup plus riche en acide carbonique que l'effluent du filtre à tourbe seule. Au contraire, l'oxygène est beaucoup plus abondant dans les gaz du filtre qui a reçu de la craie.

L'étude bactériologique des effluents de ces filtres inter- mittents a montré que le nombre des bactéries, qui était de 20 à 40 millions par centimètre cube dans l'eau brute, tombait à 20 000-500 000 par centimètre cube dans l'effluent de sortie.

Aucune différence n'a été constatée entre les filtres à craie et les filtres sans craie.

Les essais de *Ghysen* ont également porté sur l'emploi de la tourbe comme couche superficielle des lits bactériens percolateurs. Ces essais ont été faits sur 4 lits percolateurs en scories, à la surface desquels on a placé une couche de tourbe de 50 centimètres. Deux de ces lits ont reçu en outre, sous la couche de tourbe, une couche de craie de 10 centimètres. Les effluents des lits sans craie ont été colorés au début; on a constaté une augmentation de l'oxydabilité, suivie d'une forte diminution. Au contraire, les effluents des lits à craie ont été dès le début incolores et l'oxydabilité a diminué aussitôt dans de fortes proportions. Après 3 mois de fonctionnement, les deux types de lits donnaient, au point de vue de l'épuration, des résultats analogues. La diminution de l'oxydabilité atteignait 60 pour 100; la putrescibilité était nulle; on ne trouvait plus que des traces d'ammoniaque et les nitrates atteignaient 100 milligrammes par litre. On n'a observé aucun colmatage de la couche superficielle. Un autre lit à percolation, construit avec de la tourbe mêlée de craie, de 1 mètre de hauteur, a fonctionné parfaitement pendant près d'un an sans le moindre colmatage, avec un chargement de 1 mètre cube d'eau d'égout par mètre carré de surface.

Enfin *Ghysen* a expérimenté deux filtres de 1 mètre de hauteur, formés d'une couche inférieure de 50 centimètres de briquettes de tourbe et d'une couche supérieure de 50 centimètres de tourbe divisée. Le fonctionnement, au bout d'un mois, était satisfaisant. Il y a encore augmentation de l'oxydabilité, mais les nitrates sont déjà abondants et l'eau n'est plus putrescible. Il est nécessaire de prolonger l'expérience pour juger si les briquettes de tourbe peuvent être utilisées pour la construction des couches inférieures des lits bactériens.

Ghysen tire de son étude les conclusions suivantes :

1° Il est indispensable de s'assurer à l'avance, par des essais, de la perméabilité de la tourbe qu'on veut employer.

2° La tourbe, quand elle est bien choisie et bien perméable, se prête très bien à la filtration intermittente ou à la construction de lits bactériens. Les effluents sont sans odeur, clairs, imputrescibles. Leur couleur est semblable à celle de l'eau des tourbières ;

3° Pour l'analyse de ces effluents, on ne peut pas se baser sur l'oxydabilité ; il faut recourir à l'épreuve d'incubation ;

4° L'addition de craie est particulièrement recommandable : elle rend les effluents incolores, absorbe l'acide carbonique produit. Le mélange de tourbe et de craie pulvérisée doit être tout à fait intime ;

5° Si, après une longue période de fonctionnement, le filtre se colmate, il est très facile d'utiliser la tourbe colmatée, qui n'a aucune odeur, comme engrais, en agriculture, ou de la brûler ;

6° D'après les essais signalés plus haut, on peut charger les filtres avec l'eau brute fraîche. Naturellement le mode de clarification préalable aura une influence sur la durée de fonctionnement du filtre. Il faut donc déterminer dans chaque cas particulier s'il est plus avantageux de renouveler plus ou moins fréquemment la couche de tourbe colmatée ou d'installer des appareils de décantation préalable.

CHAPITRE VII

TRAVAUX RÉCENTS SUR LA DÉCANTATION PRÉALABLE
DES EAUX D'ÉGOUT

I. — LES DÉCANTEURS EMSCHER.

Les décanteurs *Emscher*, de *Imhoff*[1], constituent une combinaison du bac de décantation mécanique et de la fosse septique, réunissant les avantages de ces deux dispositifs et évitant leurs inconvénients. Les figures 5 et 6 représentent la disposition de ces décanteurs. L'eau arrive par le tuyau *i* dans une première petite fosse munie d'un râteau en fer (fig. 6). Cette fosse ne doit pas être aussi grande qu'on le croyait autrefois; bien au contraire, la canalisation doit être simplement élargie, de manière à conserver autant que possible la vitesse du courant. Les barreaux du râteau sont distants d'environ 50 millimètres. Derrière ce râteau se trouve une rigole de raclage dans laquelle les corps retenus par le râteau sont séparés. Au point *k* la rigole d'arrivée et de départ de l'eau se bifurque de manière à former autour des deux décanteurs une canalisation fermée qui conduit à la sortie. Au moyen de coulisses on peut diriger l'effluent et le faire entrer à volonté par le décanteur de droite ou par celui de gauche. En effet, la décantation s'effectue surtout dans le premier décanteur que parcourt l'eau, ce qui oblige à changer le sens de l'entrée de temps à autre. Dans la figure 5, l'eau entre d'abord dans le décanteur de gauche. Les deux décanteurs sont complètement séparés, à leur partie inférieure, par les parois qui les entourent, et ils ne communiquent que par

[1] D'après P. KURGAFS, *Gesundheits Ingenieur*, 1908, n° 44, p. 697.

un canal situé entre les deux rigoles de décantation (voir la coupe suivant *i k*, fig. 5). Une large rigole, dont le fond est relevé de manière à former une arête angulaire, traverse les décanteurs. Les arêtes inférieures possèdent une ouverture de 10 à 15 centimètres de largeur, par laquelle passent les

Coupe a,b.

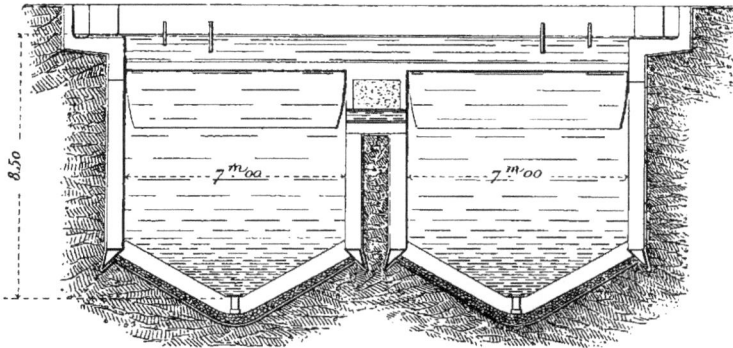

Coupe c,d,e,f,g,h

Coupe i,k.

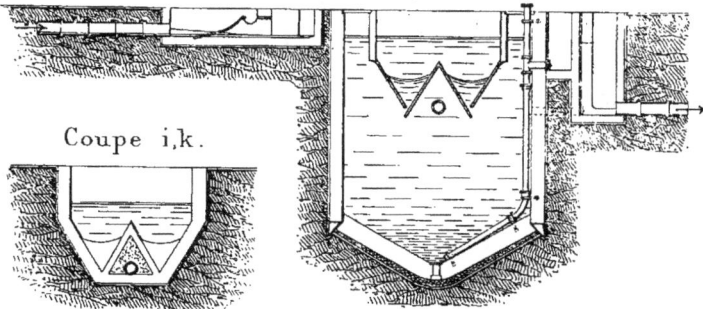

Fig. 5. — Décanteur Emscher de *Imhoff* (coupe).

matières en suspension pour s'accumuler dans la fosse située au-dessous (fig. 5).

Les gaz ne se dégagent pas dans la rigole, mais se rassemblent dans un espace recouvert avec des madriers. Des chicanes permettent une répartition plus parfaite de l'eau et arrêtent la couche des matières flottantes. L'eau qui a traversé les décanteurs coule dans la fosse de sortie et de là dans la canalisation.

La vidange des boues se fait très simplement. Quand les circonstances le permettent, on dispose l'emplacement réservé aux boues à 1 ou 2 mètres plus bas que le niveau de l'eau dans les décanteurs. Dans la rigole à boues s'ouvre

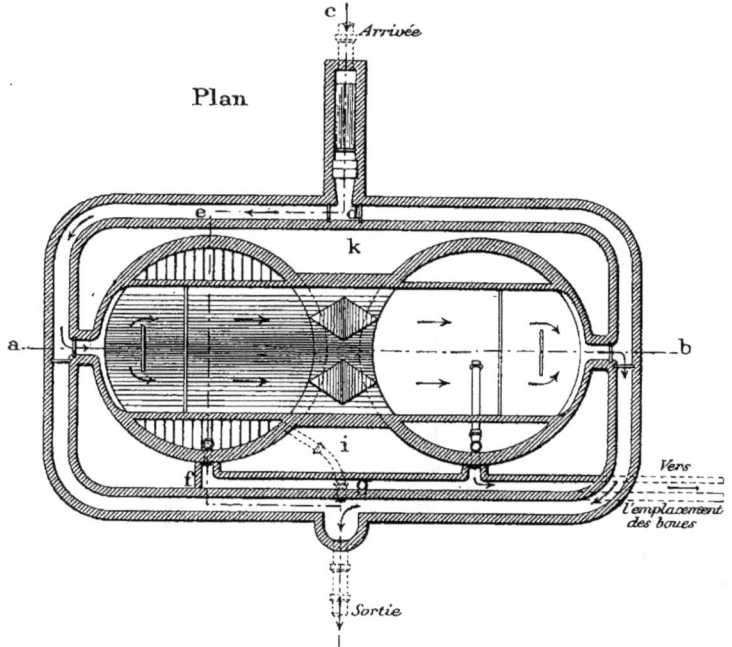

Fig. 6. — Décanteur Emscher de *Imhoff* (plan).

un branchement de la conduite de boues qui va de a partie supérieure jusqu'au fond du décanteur. Si on ouvre une coulisse, la boue s'écoule d'elle-même dans la rigole qui la conduit à l'emplacement réservé dans ce but. Un tuyau d'eau percé de trous permet d'envoyer dans la canalisation de l'eau sous pression pour faciliter l'évacuation. Il faut de 3 à 6 mois de séjour dans le décanteur pour que la boue soit bien fermentée.

L'effet de décantation de ces appareils est environ de

70 pour 100 des matières en suspension, quand le séjour de l'eau dans les décanteurs varie de 3/4 d'heure à 1 heure. La boue extraite des décanteurs est presque sans odeur, et elle est si concentrée qu'elle devient solide au bout de 5 à 6 jours quand on la transporte sur un emplacement bien drainé. La teneur en eau est si faible qu'il suffit de 2 mètres cubes de boue brute pour faire 1 mètre cube de boue solide.

Les avantages de ces décanteurs sont les suivants : 1° L'eau arrive fraîche aux appareils d'épuration biologique, aussi bien décantée que dans de bons bassins de décantation, et s'épure mieux par voie biologique. On évite en outre l'odeur désagréable de cette eau ; 2° les boues, très concentrées, exigent une place réduite, et leur vidange est facile ; 3° les décanteurs conviennent très bien pour le traitement des eaux épurées par voie biologique, et séparent les matières en suspension qui sont toujours entraînées au sortir des lits bactériens et qui viennent troubler l'eau. On évite ainsi les fermentations secondaires qui se produisent toujours quand on traite ces eaux dans des bassins de décantation, fermentations qui donnent souvent aux eaux épurées une odeur désagréable.

Il existe déjà près de 100 installations de ces décanteurs *Emscher* : les frais de leur construction s'élèvent de 1 mk 60 à 3 mk par tête d'habitant (de 2 fr. à 3 fr. 75).

II. — La centrifugation des boues avec l'appareil Schafer-ter Meer [1].

De nombreux essais ont été entrepris, dans ces dernières années, pour séparer en partie l'eau des boues, afin d'obtenir une matière plus sèche, plus transportable et plus facile à utiliser. On a cherché notamment à centrifuger les boues brutes des bassins de décantation. Quand on centrifuge ces boues, les matières se séparent d'après leur densité : les matières minérales, qui sont les plus lourdes, se réunissent contre le manteau du tambour, puis viennent les matières organiques ; enfin les corps légers, l'eau et les graisses se rassem-

[1] D'après Reichle et Thiesing, *Mitteilungen aus der Königlischen Prüfung sanstalt für Wasserversorgung und Abwässerbeseitigung* zu *Berlin*, heft 10.

blent au voisinage de l'axe de rotation de l'appareil. Dans les premiers essais, on a tenté de séparer l'eau en employant un tambour perforé, animé d'un mouvement de rotation rapide et fonctionnant comme une turbine de sucrerie; mais les matières en suspension encrassent rapidement la toile métallique du tambour qui ne laisse plus passer l'eau. Les mauvais résultats obtenus avec cette méthode ont conduit à placer la sortie de l'eau près de l'axe de la turbine, et à utiliser un tambour non perforé; ces appareils fonctionnent alors comme les écrémeuses centrifuges en laiterie. Toutefois, même en employant cette méthode, l'opération reste longue; en outre il fallait enlever à bras d'homme l'anneau de boue centrifugée, ce qui rendait le procédé trop coûteux dans la pratique. L'appareil *Schäfer-ter Meer*, construit par la maison *Georg Egestorff* à *Hannovre Linden*, rend le travail automatique; le chargement et la vidange de l'appareil se font d'eux-mêmes, de sorte que les frais d'exploitation deviennent très minimes.

Des essais ont été faits à *Harburg* avec cet appareil. La canalisation d'égouts d'*Harburg*, construite d'après le système séparatif, donne tous les jours 3000 à 4000 mètres cubes d'eau en moyenne, sur lesquels les eaux industrielles (fabriques de cuir, de gomme, de gutta-percha, d'huile) représentent 600 à 700 mètres cubes. Les eaux sont clarifiées dans quatre puits de décantation, puis elles sont reprises par des pompes et envoyées au canal. Les boues restées dans les puits sont aspirées et envoyées à l'usine de centrifugation, dans un réservoir muni d'un agitateur. Cette usine comprend deux appareils *Schäfer-ter Meer*, le réservoir à boues brutes et des transporteurs pour les boues centrifugées. L'appareil *Schäfer-ter Meer*, représenté par les figures 7, 8 et 9, se compose d'un tambour monté sur un axe vertical et entouré d'un manteau. Ce tambour a un diamètre de 850 millimètres, une hauteur de 250 millimètres, et porte six compartiments disposés suivant des rayons et munis à l'intérieur de plaques minces portant, dans le sens longitudinal, des fentes de 10 millimètres de longueur, sur $0^{mm},4$ à $0^{mm},6$ de largeur. Chaque compartiment contient 3 litres; les six compartiments peuvent donc contenir 18 litres de boue centrifugée. Ces six compartiments possèdent un dispositif commun de fermeture intérieure et extérieure sous la forme d'un anneau à coulisse interne et externe. Pendant le chargement et pendant la centri-

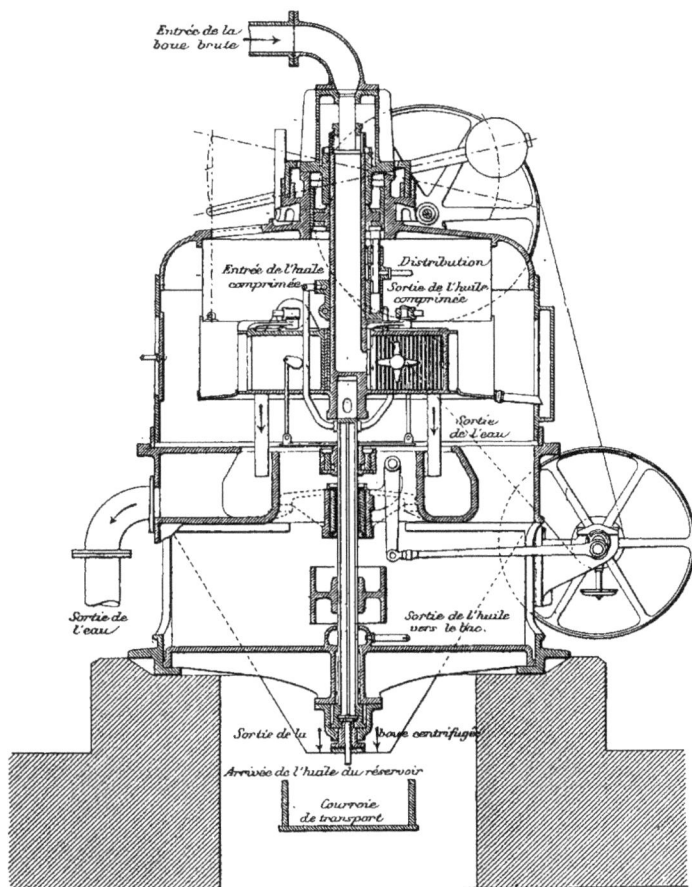

Fig. 7. — Appareil à centrifuger les boues, système Schäfer-ter Meer (coupe).

fugation, la coulisse interne est ouverte et la coulisse externe est fermée ; c'est l'inverse au moment de la vidange de l'appareil. Le travail de l'appareil est continu et se divise en deux périodes. Dans la première on fait arriver dans le tambour la

boue à centrifuger et on procède à la centrifugation en même
temps. Dans la seconde période, les matières accumulées
dans l'appareil sont éliminées par centrifugation. L'opération
complète s'effectue de la façon suivante : la boue brute, main-

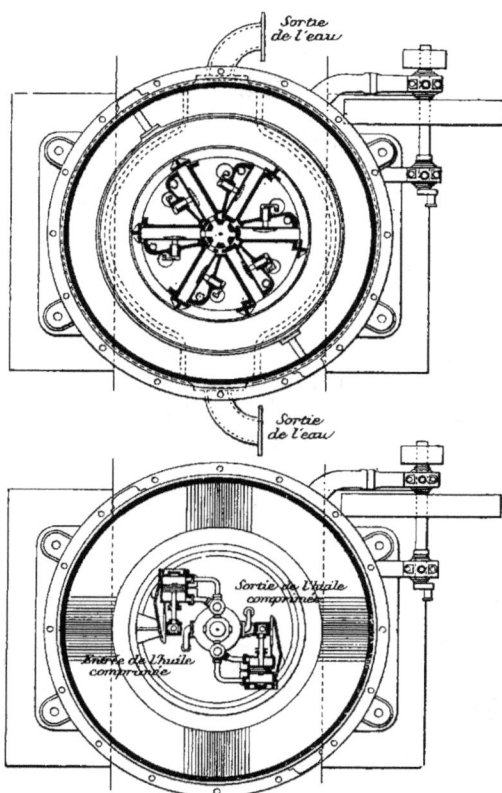

Fig. 8. — Appareil à centrifuger les boues, système Schäfer-ter Meer (plan).

tenue en mouvement dans le réservoir muni d'un agitateur, et
par suite bien homogène, vient remplir les compartiments, la
coulisse interne étant ouverte. Par suite de la force centrifuge,
les parties les plus denses des boues sont projetées vers la
périphérie ; au contraire, l'eau et les graisses, plus légères,

refluent à travers le tamis dans le sens de rotation du tambour et s'écoulent hors de l'appareil par un canal qui les conduit dans des bacs de dépôt. Pendant ce temps, l'eau est remplacée régulièrement par de nouvelles boues qui entrent dans
le tambour, de sorte qu'au bout d'environ deux minutes, les
compartiments se trouvent remplis. L'anneau intérieur se
ferme alors et l'anneau extérieur s'ouvre : les boues centrifugées sont évacuées par la force centrifuge contre le manteau

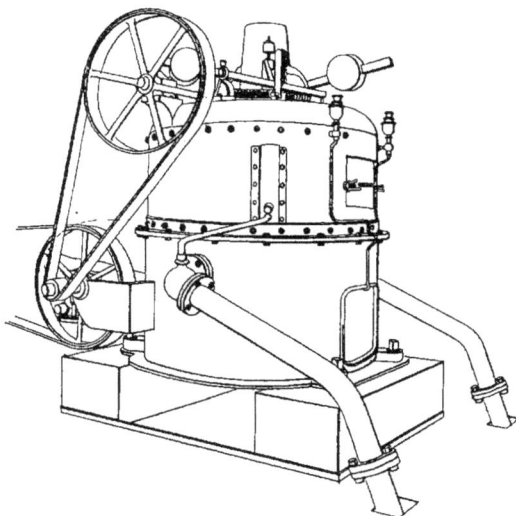

Fig. 9. — Appareil à centrifuger les boues, système Schäfer-ter Meer
(vue d'ensemble).

de l'appareil où elles se pulvérisent et tombent ensuite par
des ouvertures sur un transporteur à courroies situé au-dessous. L'anneau extérieur se referme, l'anneau intérieur s'ouvre et une nouvelle opération recommence.

La vitesse de rotation du tambour est de 750 tours à la minute. Le mouvement des deux anneaux du tambour se fait au
moyen d'huile pressée qui en règle l'ouverture et la fermeture.

Le tableau XI indique la composition des eaux d'égout qui
ont abandonné les boues traitées. Les eaux qui proviennent des

puits III et IV sont surtout des eaux ménagères, très riches en matières organiques dissoutes : le permanganate absorbé varie entre 550 et 815 milligrammes, l'azote total entre 91 et 212 milligrammes. Les eaux qui proviennent des puits I et II sont mélangées d'eaux industrielles et sont moins concentrées ; le permanganate absorbé varie de 411 à 682 milligrammes, et l'azote total de 64 à 88 milligrammes. La teneur en matières en suspension est moyenne. La boue brute obtenue renferme en moyenne 92,2 pour 100 d'eau et 7,8 pour 100 de matière sèche ; son poids spécifique moyen est de 1,019. La matière sèche renferme en moyenne 21,9 pour 100 de matières minérales et 78,1 pour 100 de matières organiques. La quantité de boues brutes traitées par appareil et par heure a varié entre $1^{m3},36$ et $1^{m3},86$ soit en moyenne $1^{m3},58$. Le rendement en boue centrifugée a été en moyenne de 175 kilogrammes par mètre cube de boue brute, et chaque appareil a produit par heure $287^{kg},5$ de boue centrifugée. Cette boue centrifugée ne renferme plus en moyenne que 72,5 pour 100 d'eau en poids, et son poids spécifique atteint 1,111. Elle renferme de 18,5 à 31 pour 100 de matières minérales et 69,0 à 81,5 pour 100 de matières organiques, aussi se brûle-t-elle facilement quand elle est desséchée ; son pouvoir calorifique est alors de 4.000 calories environ. Sa richesse en azote atteint 2,5 pour 100 de la matière sèche. Cette présence de matières azotées, jointe à celle de la potasse, de l'acide phosphorique et de la chaux, en fait un engrais qui n'est pas sans valeur et que les agriculteurs des environs de *Harburg* achètent à raison de 1 mark la voiture.

Quant à l'eau qui s'écoule des appareils de centrifugation, elle est putride et renferme en moyenne 3,7 pour 100 de matières sèches constituées pour la plus grande partie (91 pour 100) par des matières organiques.

Le tableau XII indique l'ensemble des résultats les plus importants obtenus dans ces expériences de *Harburg*.

Les frais de centrifugation comprennent les dépenses de force motrice, d'amortissement des appareils et des bâtiments et les dépenses de main-d'œuvre. Les dépenses de force motrice ont atteint $0^{mk},28$ par mètre cube de boue brute, soit $1^{mk},63$ par 1000 kilogrammes de boue obtenue après centrifugation. L'installation totale revient à 22.000-25.000 marks par appareil installé, non compris les bâtiments et le moteur. En comptant un amortissement à 5 pour 100 de l'appareil et du moteur, les dépenses de force motrice, de main-d'œuvre et les frais généraux divers, on arrive à une dépense de $2^{mk},87$ par 1000 kilogrammes de boue centrifugée obtenue. En adoptant ce chiffre, il est facile de calculer, en s'aidant des documents contenus dans les tableaux XI et XII, que la centrifugation des boues entraînerait une dépense journalière de 13 marks environ pour les 3500 mètres cubes d'eau de la ville de *Harburg*. Pour une grande ville produisant journellement, comme la ville de *Paris* 775.000 mètres cubes d'eau d'égout, renfermant en moyenne $1^{gr},25$ de matières en suspension par litre, la dépense journalière dépasserait 7.000 francs et il faudrait 400 appareils à centrifugation! La méthode n'est donc applicable qu'aux petites installations.

III. — Sur la séparation des matières en suspension et des graisses des eaux résiduaires, particulièrement au moyen du procédé Kremer [1].

Il est très important de séparer au préalable les graisses des boues des eaux résiduaires, car les boues dégraissées se dessèchent beaucoup plus facilement et se désagrègent plus vite; en outre leur emploi en agriculture est bien plus facile. Le procédé *Kremer* présente sous ce rapport un très grand intérêt. De petits appareils ont d'abord été installés dans un grand nombre de villes allemandes, notamment dans des hôtels, des casernes, des hôpitaux, puis en 1903 on installa le premier grand appareil à *Osdorf*, près de *Berlin*. Depuis juillet 1907, la station de pompes de *Charlottenbourg*, près de *Berlin*, possède trois gros appareils *Kremer*. La ville de *Chemnitz* en a installé en 1905 également trois, et la ville de *Dresde* a entrepris en 1906 des essais avec un gros appareil. Dans ces installations, les eaux résiduaires à traiter étaient très différentes. Les eaux d'*Osdorf* et de *Charlottenbourg* étaient très

[1] D'après Bahse, *Technischen Gemeindeblatt*, XI, n° 11, 1908.

TABLEAU XI. — **Composition des eaux d'égout de Har**

NUMÉROS DU JOURNAL D'ÉCHANTILLONNAGE	NATURE DE L'ÉCHAN-TILLON	ÉPOQUE DE LA PRISE D'ÉCHANTILLON		TEMPÉRA-TURE EN DEGRÉS CENTIGRADES		ASPECT EXTÉRIEUR DE L'EAU à L'ARRIVÉE AU LABORATOIRE				
		JOUR	HEURE	DE L'EAU	DE L'AIR	LIMPIDITÉ	TRANSPARENCE EN CENTIMÈTRES	COULEUR	ODEUR	DÉPÔT (quantité, couleur, etc.)
1	2	3	4	5	6	7	8	9	10	11
209	Échan-tillon venant des puits I et II.	18.2.1908	10ʰ30 matin à 3ʰ30 soir	9,0	5,0	très trouble	moins de 1	jaune grise	fécaloïde	abon-dants flocons gris
226	Id.	19.2.1908	Id.	9-12	5,0	Id.	Id.	grise jaunâtre	urineuse	Id.
231	Id.	20.2.1908	Id.	8,5-11	7,5	Id.	Id.	jaune grise	fécaloïde	Id.
237	Id.	21.2.1908	Id.	9,0	7,0	Id.	Id.	Id.	urineuse	Id.
242	Id.	22.2.1908	Id.	9-12	7,5	Id.	Id.	Id.	putride	Id.
247	Id.	23.2.1908	Id.	8,5-10	7,0	Id.	Id.	Id.	Id.	Id.
210	Échan-tillon venant des puits III et IV.	18.2.1908	Id.	9,0	5,0	Id.	Id.	jaune	fécaloïde	Id.
227	Id.	19.2.1908	Id.	8-9	5,0	Id.	Id.	jaune grise	urineuse	Id.
232	Id.	20.2.1908	Id.	8,5	7,5	Id.	Id.	Id.	putride	Id.
238	Id.	21.2.1908	Id.	8,5	7,0	Id.	Id.	Id.	de choux	Id.
243	Id.	22.2.1908	Id.	9,0	7,5	Id.	Id.	Id.	putride	Id.
248	Id.	23.2.1908	Id.	8,5	7,0	Id.	Id.	Id.	urineuse	Id.

oment des expériences de centrifugation.

ALYSE : UN LITRE D'EAU RENFERME (en milligrammes)								BOUES		PERMANGANATE ABSORBÉ (en milligrammes par litre)	OBSERVATIONS
NON FILTRÉE		EAU FILTRÉE									
ΕS ΙON	HYDROGÈNE SULFURÉ	CHLORE	TOTAL	AZOTE				VOLUME EN LITRES PAR MÈTRE CUBE	TENEUR EN EAU POUR 100 EN POIDS		
PERTE AU ROUGE				AMMONIACAL	NITRATÉ	NITRITÉ	ORGANIQUE				
14	15	16	17	18	19	20	21	22	23	24	25
367	présence	400	83	64	0	0	19	7,5	93,7	461	L'échantillon était déjà en décomposition à l'arrivée au laboratoire. Le dégagement d'hydrogène sulfuré n'était pas encore terminé après 10 jours.
628	Id.	296	98	76	0	0	22	9,6	93,4	537	Comme 209.
427	Id.	332	108	88	0	0	20	5,7	91,8	468	Id.
501	Id.	512	115	7 4	0	0	39	3,6	89,0	682	Id.
570	Id.	264	80	66	0	0	14	10,4	92,5	619	Id.
82	Id.	188	96	76	0	0	20	1,8	93,4	411	L'échantillon dégage de l'hydrogène sulfuré deux jours après l'arrivée au laboratoire. Cette formation d'hydrogène sulfuré n'est pas encore terminée après 10 jours.
1714	Id.	540	212	181	0	0	51	22,0	90,8	815	L'échantillon était déjà en putréfaction à l'arrivée au laboratoire. Le dégagement d'hydrogène sulfuré n'était pas encore terminé après 10 jours.
512	0	252	133	105	0	0	50	6,2	93,3	727	Le dégagement d'hydrogène sulfuré n'a commencé qu'un jour après l'arrivée au laboratoire. Le reste comme 210.
693	présence	320	115	92	0	0	25	10,2	91,4	645	Comme 210.
401	traces	320	120	95	0	0	27	5.8	91,5	777	Id.
600	0	206	91	70	0	0	21	5,0	88,1	530	Comme 227.
178	0	264	134	121	0	0	33	5,8	94,9	670	Id.

TABLEAU XII. — **Récapitulation des résultats les plus importants des**

DATE DE L'ESSAI	DURÉE DE L'ESSAI		BOUES BRUTES PROVENANT DES PUITS NUMÉROS				ÂGE DE CES BOUES	QUANTITÉ TOTALE DE BOUES EN MÈTRES CUBES	POIDS SPÉCIFIQUE DE LA BOUE BRUTE	QUANTITÉ DE BOUES BRUTES TRAITÉES
	heures	minutes	I	II	III	IV	jours			
1	2		3				4	5	6	
Mardi 18 février........	5	55	I	»	»	»	5	10,388	1,022	1
Mercredi 19 février	5	58	I	»	III	»	5	11,865	1,017	1
Jeudi 20 février........	5	05	I	»	»	»	1	8,556	1,012	1
Vendredi 21 février	1	51	»	»	III	»	1	5,646	1,021	1
Samedi 22 février.......	4	46	»	II	»	»	6	15,868	1,025	1
Totaux.........	16	55	»	»	»	»	»	52,123	»	
Valeurs moyennes[1]......	»	»	»	»	»	?	»	10,400	1,019	1
Essai spécial : Dimanche 23 fév.	»	»	»	»	»	IV	5	5,924	1,010	

DATE DE L'ESSAI	RENDEMENT EN BOUE CENTRIFUGÉE		PAR MÈTRE CUBE DE BOUE BRUTE	POIDS SPÉCIFIQUE	RENDEMENT DE CENTRIFUGATION	NUMÉRO DE L'ÉCHANTILLON	COMPOSITION DU LIQUIDE QUI SORT DES APPAREILS CENTRIFUGES		
	THÉORIQUE	PRATIQUE					EAU POUR 100 EN POIDS	MATIÈRE SÈCHE	MATIÈRES MINÉRALES POUR 100 EN POIDS DE LA MATIÈRE SÈCHE
	kgr	kgr							
1	19	20	21	22	23	24	25	26	27
Mardi 18 février........	3127	2 149	207	1,111	68,7	208	95,5	4,5	11,1
Mercredi 19 février	3795	2 360	199	1,111	62,3	225	96,0	4,0	6,8
Jeudi 20 février........	2456	1 390	166	1,111	56,7	230	96,1	3,9	8,2
Vendredi 21 février	1404	650	115	1,250	46,3	236	97,2	2,8	7,9
Samedi 22 février.......	4580	2 977	188	1,111	64,9	241	96,8	3,2	11,2
Totaux.........	»	9 526	»	»	»	»	»	»	»
Valeurs moyennes[1]	»	par heure et par appareil $\frac{575}{2} = 287,5$	175	»	60,0	»	96,5	3,7	9,0
Essai spécial : Dimanche 23 fév.	858	598	101	1,081	69,8	240	»	2,3	7,8

1. *Remarque.* — Les valeurs moyennes se rapportent seulement aux cinq premiers jours d'essais, c

centrifugation des boues faits à Harburg du 17 au 23 février 1908.

N° DE CHAN- TILLON	COMPOSITION DE LA BOUE BRUTE				N° DE L'ÉCHAN- TILLON	COMPOSITION DE LA BOUE CENTRIFUGÉE				
	EAU POUR 100 EN POIDS	MATIÈRE SÈCHE	MATIÈRES MINÉ- RALES	MATIÈRES ORGA- NIQUES		EAU POUR 100 EN POIDS	EAU POUR 100 EN VOLUME	MATIÈRE SÈCHE	MATIÈRES MINÉ- RALES	MATIÈRES ORGA- NIQUES
			POUR 100 EN POIDS DE LA MATIÈRE SÈCHE						POUR 100 EN POIDS DE LA MATIÈRE SÈCHE	
8	9	10	11	12	13	14	15	16	17	18
206	92,4	7,6	23,0	77,0	207	74,2	66,7	25,8	31,0	69,0
225	91,7	8,3	18,0	82,0	224	73,6	65,3	26,4	24,0	76,0
228	91,2	8,8	25,8	74,2	229	69,7	62,6	30,3	18,0	72,0
234	93,4	6,6	20,0	80,0	233	72,9	58,3	27,1	28,3	81,5
239	92,2	7,8	23,0	77,0	243	72,3	65,0	27,7	22,1	77,9
»	»	»	»	»	»	»	»	»	»	»
»	92,2	7,8	21,9	78,1	»	72,5	63,3	27,5	24,7	75,3
244	96,0	4,0	18,7	8,15	245	72,1	66,5	27,9	22,2	77,8

NOMBRE DES CENTRIFUGATIONS	BOUE BRUTE PAR CHARGE EN LITRES	BOUE CENTRI- FUGÉE PAR CHARGE EN KG	CONSOMMATION DE FORCE EN KILOWATTS-HEURE	CONSOMMATION DE FORCE POUR LES APPAREILS SEULS EN KILOWATTS-HEURE	CONSOMMATION DE FORCE PAR MÈTRE CUBE DE BOUE EN KILOWATT HEURE	CONSOMMATION DE FORCE PAR 1000 KG DE BOUE CENTRIFUGÉE OBTENUE EN KILOWATT-HEURE	DÉPENSES EN COMPTANT 7 PFENNIG LE KILOWATT-HEURE PAR MÈTRE CUBE DE BOUE BRUTE EN PFENNING	DÉPENSES EN COMPTANT 7 PFENNIG LE KILOWATT-HEURE PAR 1000 KG DE BOUE CENTRIFUGÉE OBTENUE EN MARK
29	30	31	32	33	34	35	36	37
2 × 61 = 122	85	17,6	69	47,6	4,6	22,2	52,2	1,55
2 × 78 = 156	76	15,1	67	46,2	5,9	19,6	27,5	1,37
2 × 54 = 108	77,5	12,9	54	37,5	4,5	26,8	31,5	1,88
2 × 23 = 46	123	11,2	27	18,6	5,5	28,6	25,1	2,00
2 × 90 = 180	88	16,5	81	58,0	3,7	19,3	25,9	1,37
»	»	»	»	»	»	»	»	»
»	»	15,2	»	»	4,0	23,3	28,0	1,65
2 × 16 = 32	183	18,7	50	20,7	5,5	34,6	24,5	2.42

ème jour, consacré à des essais spéciaux, n'a pas donné lieu à un travail normal de centrifugation.

contaminées et renfermait environ 760 à 1000 milligrammes de matières en suspension par litre; au contraire, les eaux de *Chemnitz* étaient très étendues et renfermaient beaucoup de fines particules qui ne se déposaient que très lentement (55 à 70 pour 100 en 12-24 heures). Dans tous les cas, les résultats obtenus ont été favorables à l'appareil *Kremer*.

Les graisses sont facilement recueillies à la partie supérieure de l'appareil. Quant aux boues qui se déposent au fond, leur traitement dépend des conditions locales. Si la boue dégraissée doit être utilisée par les agriculteurs, elle est enlevée à l'état frais; si au contraire l'utilisation agricole n'est pas possible, la boue est abandonnée à la fermentation en fosse septique, et la dégradation de ces boues dégraissées est très rapide. L'appareil *Kremer*, combiné avec un puits de décantation (système *Imhoff*) est, dans ce cas, particulièrement recommandable.

L'examen de la vitesse du courant dans les différentes parties d'un appareil *Kremer* montre que les particules en suspension peuvent parfaitement se déposer. Tandis qu'à l'entrée, avec une alimentation de 10 litres à la seconde, la vitesse du courant est de 10 millimètres par seconde, elle n'est plus que de 5 millimètres dans la calotte supérieure où se rassemblent les graisses et de $0^{mm},82$ dans la chambre inférieure de dépôt. Sous le rapport de l'alimentation de l'appareil, les essais ont montré qu'on obtient encore une clarification appréciable avec un chargement de 35 litres à la seconde, le chiffre normal étant de 10 litres. Les expériences de Dresde ont démontré en outre qu'au delà de 70 litres par seconde, la clarification ne se produit plus; seules les particules légères de graisses et de cellulose peuvent être retenues à la partie supérieure de l'appareil, avec une vitesse de courant de 25 à 40 millimètres à la seconde. Ces chiffres dépendent d'ailleurs de la nature des eaux à traiter.

Il est parfois nécessaire de faire subir aux boues une décantation artificielle. Sous ce rapport, les essais faits à *Francfort* et à *Chemnitz* avec des appareils centrifuges ont donné des résultats encourageants, car les boues dégraissées se centrifugent aisément à un prix assez peu élevé. En 12 heures, on peut traiter 14 à 16 mètres cubes avec un appareil centrifuge de *Haubold* (*Chemnitz*); les boues n'ont plus que 60 à 70 pour 100 d'eau et les frais s'élèvent en moyenne à $0^{mk},50$ par mètre cube. Avec les appareils centrifuges construits aujourd'hui par *Smulders* (*Rotterdam*), *Egestorff* (*Hannover-Linden*)[1], on peut arriver à traiter avantageusement les boues par cette méthode. L'addition d'un peu de tourbe ou de 1/2 pour 100 de chaux facilite beaucoup le travail.

Les résultats obtenus avec les appareils *Kremer* dans les expériences d'*Osdorf*, et de *Chemnitz* sont réunis dans les tableaux XIII et XIV ci-joints. Les résultats des expériences

TABLEAU XIII.

Essais faits à Osdorf avec l'appareil Kremer.

NATURE DE L'ÉCHANTILLON			MATIÈRES EN SUSPENSION			CLARIFICA-TION 0/0	
			inorganiques	organiques	totales	de matières totales en suspension	de matières organiques en suspension
1er ESSAI.	Eau brute.		143	413	556		
	Eau clarifiée.	Marche continue.	83	365	448	19,4	11,6
		Marche intermittente.	65	106	171	69,2	74,2
2e ESSAI.	Eau brute . .		192	434	626		
	Eau clarifiée.	Marche intermittente.	56	52	88	85,9	92,0
3e ESSAI.	Eau brute . .		171	699	870		
	Eau clarifiée.		38	215	253	70,9	69,2

de Charlottenbourg sont exposés dans la note spéciale consacrée à ces essais. Quant aux expériences de *Dresde*, le rapport de M. *Klette* dans le journal *Die Gesundheit*, n° 22, 1907, montre que l'appareil *Kremer* a donné aussi à *Dresde* des résultats favorables. Il résulte de tous ces essais que la séparation des matières en suspension est plus parfaite en marche intermittente qu'en marche continue, et que l'appareil *Kremer* permet la séparation de 50 à 80 pour 100 des matières en suspension en travail discontinu, le chiffre le plus élevé s'appliquant

[1] Voir précédemment la notice spéciale consacrée à ces appareils. (Ce même chapitre, § II)

TABLEAU XIV. — Résultats des expériences poursuivies pendant deux ans à la station expérimentale de Chemnitz avec 3 appareils Kremer.

NUMÉROS	MODE DE TRAVAIL	NOMBRE D'ESSAIS DONT LES CHIFFRES SONT LES MOYENNES	MATIÈRES EN SUSPENSION DANS L'EAU EN MILLIGRAMMES PAR LITRE														
			SÉPARATEUR DES GRAISSES						APPAREILS N°								
			ENTRÉE			SORTIE			I			II			III		
			TOTAL	ORG.	MIN.	TOTAL	ORG.	MIN.	TOTAL	ORG.	MIN.	TOTAL	ORG.	MIN.	TOTAL	ORG.	MIN.
			mgr.	mgr.	mgr.	mgr.	mgr.	mgr.	mgr.	mgr.	mgr.	mgr.	mgr.	mgr.	mgr.	mgr.	mgr.
1	Appareils I et II, alimentation 10 lit. par seconde, marche intermittente avec séparation des graisses	14 / 5 / 19	214 / 398 / 262	89 / 122 / 98	125 / 276 / 164	139 / 528 / 180	65 / 99 / 75	76 / 229 / 116	95 / 150 / 101	59 / 55 / 42	56 / 75 / 59	102 / 150 / 123	42 / 35 / 47	60 / 73 / 76	» / » / »	» / » / »	» / » / »
2	Appareils I, II et III, comme ci-dessus	5 / 2	177 / 562	81 / 161	95 / 201	144 / 325	67 / 132	77 / 191	95 / 173	46 / 71	49 / 102	109 / 202	55 / 82	56 / 120	91 / 146	47 / 56	44 / 90
3	Nouvel appareil III, alimentation 10 lit. par seconde, marche continue, sans séparation des graisses	7 / 7 / 2	250 / » / »	106 / » / »	124 / » / »	195 / 199 / 165	86 / 76 / 68	109 / 125 / 97	117 / » / »	55 / » / »	64 / » / »	156 / » / »	61 / » / »	75 / » / »	107 / 116 / 96	50 / 46 / 46	57 / 70 / 50
4	Appareil I amélioré comme ci-dessus n° 3	9 / 7 / 4	» / » / »	» / » / »	» / » / »	142 / 207 / 282	73 / 76 / 65	117 / 151 / 217	» / 129 / 196	» / 49 / 48	» / 80 / 148	» / » / »	» / » / »	» / » / »	111 / » / »	46 / » / »	65 / » / »
5	Comme le n° 3 ci-dessus, mais avec séparation des graisses	11 / 5	» / 249	» / 128	» / 121	254 / 268	72 / 155	162 / 135	155 / »	49 / »	104 / »	» / »	» / »	» / »	» / 195	» / 112	» / 85
6	Appareils I et III, alimentation 10 lit. par seconde, marche intermittente avec séparation des graisses	20 / 4	242 / 419	125 / 151	119 / 288	198 / 287	104 / 105	94 / 183	198 / 157	79 / 76	49 / 81	» / »	» / »	» / »	151 / 177	81 / 74	55 / 103
7	Comme le n° 6 ci-dessus, mais avec addition de matières fécales	24 / 21 / 14	271 / 512 / 484	124 / 175 / 249	147 / 157 / 235	215 / 270 / 367	104 / 157 / 175	109 / 113 / 192	155 / 165 / 217	78 / 97 / 112	55 / 68 / 105	» / » / »	» / » / »	» / » / »	141 / 175 / 229	80 / 105 / 119	61 / 70 / 110
8	Comme le n° 7 ci-dessus. Échantillons de nuit	35	581	204	177	300	165	157	186	102	84	»	»	»	196	111	83
9	Comme le n° 8, échantillons de jour et de nuit. Ensemble	21 / 8	188 / 257	109 / 138	79 / 119	» / 136	» / 77	» / 59	86 / 111	50 / 65	36 / 46	» / »	» / »	» / »	79 / 113	42 / 66	57 / 49
10	Appareils I, II et III, alimentation 18,8 par seconde, marche continue, sans séparation des graisses	3 / 4 / 1	» / » / »	» / » / »	» / » / »	136 / 217 / 195	77 / 102 / 108	59 / 115 / 87	136 / 178 / 147	77 / 89 / 80	59 / 89 / 67	134 / 200 / 173	96 / 94 / 96	68 / 106 / 77	134 / 163 / 141	73 / 72 / 74	59 / 91 / 67

DIMINUTION DES MATIÈRES EN SUSPENSION POUR CENT

NUMÉROS		(A) DANS LE SÉPARATEUR DES GRAISSES			(B) DANS LES APPAREILS N°s									(C) DANS LE SÉPARATEUR DE GRAISSES ET DANS LES APPAREILS, ENSEMBLE N°s									OBSERVATIONS
					I			II			III			I			II			III			
		TOTAL	ORG.	MIN.	TOTAL	ORG.	MIN.	TOTAL	ORG.	MIN.	TOTAL	ORG.	MIN.	TOTAL	ORG.	MIN.	TOTAL	ORG.	MIN.	TOTAL	ORG.	MIN.	
1		56,0	29,2	30,2	51,7	38,1	26,3	26,6	35,5	21,1	»	»	»	55,6	56,9	35,2	52,5	52,8	52,0	»	»	»	Temps sec.
		17,6	18,9	17,0	60,4	44,4	67,2	60,4	44,4	67,2	»	»	»	67,5	54,9	72,8	67,5	54,9	72,8	»	»	»	Temps pluvieux.
		27,9	23,5	29,2	46,4	42,5	49,1	53,0	53,6	54,5	»	»	»	61,5	57,1	61,0	55,0	52,0	55,7	»	»	»	Moyenne.
2		18,6	20,2	17,2	34,0	31,5	36,1	24,3	20,9	27,3	54,8	29,9	42,9	46,5	43,2	47,5	58,4	56,9	59,8	48,6	41,1	52,7	Temps sec.
		10,8	18,0	5,0	46,4	46,2	46,6	57,3	57,9	57,2	54,8	57,6	52,9	52,2	55,9	49,5	44,2	49,1	40,5	59,7	63,2	55,2	Temps pluvieux.
		15,2	18,9	12,1	40,0	38,4	41,5	50,5	29,1	51,2	45,1	41,9	47,7	49,1	50,1	18,4	40,9	42,5	39,5	55,3	52,8	54,0	Moyenne.
3		»	»	»	»	»	»	»	»	»	41,7	39,3	45,1	»	»	»	»	»	»	»	»	»	Temps sec.
		»	»	»	»	»	»	»	»	»	41,8	32,4	48,5	»	»	»	»	»	»	»	»	»	Temps pluvieux.
		»	»	»	»	»	»	»	»	»	42,2	38,7	44,4	»	»	»	»	»	»	»	»	»	Moyenne.
4		»	»	»	57,7	53,5	38,9	»	»	»	»	»	»	»	»	»	»	»	»	»	»	»	Temps sec.
		»	»	»	30,5	26,2	31,8	»	»	»	»	»	»	»	»	»	»	»	»	»	»	»	Temps pluvieux.
		»	»	»	54,6	32,0	35,8	»	»	»	»	»	»	»	»	»	»	»	»	»	»	»	Moyenne.
5		0,0	0,0	0,0	»	»	»	»	»	»	27,2	15,8	38,3	»	»	»	»	»	»	21,7	12,5	51,4	Moyenne p'temps sec.
		»	»	»	»	»	»	»	»	»	32,2	29,1	45,6	47,1	55,8	38,8	»	»	»	44,6	54,2	55,3	Temps sec.
		»	»	»	»	»	»	»	»	»	38,5	28,3	44,1	62,5	42,0	71,9	»	»	»	57,8	45,5	64,2	Temps pluvieux.
		»	»	»	»	»	»	»	»	»	33,8	25,1	44,0	50,9	57,1	62,6	»	»	»	48,0	55,5	58,5	Moyenne.
6		18,2	15,8	21,0	55,3	21,0	47,9	»	»	»	35,2	33,1	38,1	47,1	44,6	50,4	»	»	»	45,9	40,0	48,9	Temps sec.
		51,5	21,4	36,1	45,5	26,2	56,0	»	»	»	37,6	32,0	42,7	35,2	35,0	35,5	»	»	»	52,7	52,2	55,2	Temps pluvieux.
7		21,4	16,1	23,9	57,6	23,0	49,5	»	»	»	34,7	31,9	38,0	51,2	50,0	52,5	»	»	»	48,6	45,6	52,0	Moyenne.
		15,5	10,5	17,5	38,9	38,2	39,8	»	»	»	»	»	»	54,5	54,1	34,4	»	»	»	58,0	61,5	53,2	Temps sec.
8		21,2	29,7	18,5	40,9	56,0	43,5	»	»	»	»	»	»	56,8	52,9	61,5	»	»	»	55,3	32,2	58,8	Temps pluvieux.
9		21,5	20,1	22,6	38,0	57,4	38,7	»	»	»	»	»	»	»	»	»	»	»	»	»	»	»	Moyenne.
10		»	»	»	27,5	29,4	24,4	12,5	11,9	12,8	28,5	31,2	24,8	»	»	»	»	»	»	»	»	»	Moyenne.
		»	»	»	18,0	12,7	22,6	7,8	7,8	7,8	24,9	29,4	20,9	»	»	»	»	»	»	»	»	»	Temps sec.
		»	»	»	24,6	23,9	23,0	11,5	11,1	11,5	27,7	31,5	25,0	»	»	»	»	»	»	»	»	»	Temps pluvieux.
																							Moyenne.

aux eaux fortement contaminées. En marche continue, les
essais faits à *Charlottenbourg* ont conduit à une séparation de
60 à 70 pour 100 des matières en suspension. Mais la marche
discontinue, qui exige un nombre double d'appareils, n'est
pas indispensable, et on doit la réserver pour le cas des eaux
très difficiles à clarifier. La teneur en eau de la couche surna-
geante est en moyenne de 72 pour 100, celle du dépôt de 87
pour 100. L'eau qui sort de l'appareil *Kremer* s'épure beaucoup plus facilement par les procédés biologiques ou par
l'épandage.

IV. — EXPÉRIENCES FAITES A CHARLOTTENBURG AVEC L'APPAREIL KREMER [1].

Ces essais ont été faits à la station de pompes de *Charlottenburg*, avec deux appareils *Kremer*, reliés chacun à une fosse
septique. La disposition des appareils permettait de marcher
soit d'une façon continue, soit d'une façon intermittente, et
d'employer les deux appareils isolés ou réunis ensemble à la
suite l'un de l'autre. La figure 10 représente la disposition des
deux appareils. L'appareil I, du système *Kremer-Imhoff*, était
muni d'une fosse à boues; son volume total était 64^{mc},3, dont
28^{mc},5 pour la chambre de clarification et 35 mètres cubes 8
pour la fosse à boues. Sur ces 35^{mc}8, 24^{mc}1 étaient utilisables
pour le dépôt des boues. La chambre de clarification était
séparée de la fosse à boues par des parois obliques laissant
entre elles seulement les deux ouvertures s et s_1, libres pour
le passage des dépôts. L'évacuation des boues fermentées se
faisait par une canalisation s'ouvrant, en forme d'entonnoir
renversé, au point le plus bas de la fosse. L'appareil II était
du type *Kremer* simple; sa chambre de clarification dont les
dimensions atteignaient 2^m,91 pour la longueur, 4 mètres pour
la largeur et 2^m,43 pour la profondeur, avait une contenance
de 28^{mc},5.

L'eau traitée provenait de la canalisation de *Charlottenburg*,

[1] D'après le rapport de C. ZAHN et K. REICHLE. *Mitteilungen aus der Königl. Prüfungsanstalt für Wasserversorgung u. Abwässerbeseitigung zu Berlin*, 1908, heft 10.

construite d'après le système unitaire et débitant environ
50000 mètres cubes par jour. Cette eau passait d'abord dans
la fosse à sables de la station de pompes, puis à travers un
réservoir fermé muni d'une grille, dont les barreaux, distants
de 2 centimètres, retenaient les corps flottants. Cette eau
d'égout était assez concentrée ; elle renfermait par litre 264

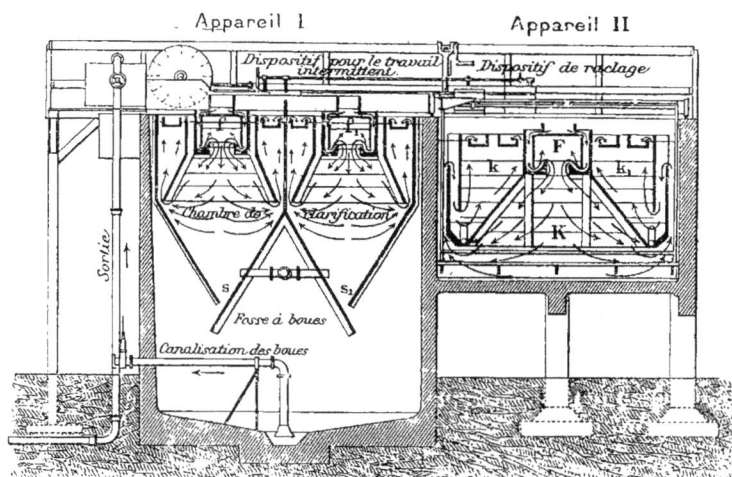

Fig. 10. — Appareil Kremer.

milligrammes de chlore, 85 milligrammes d'azote total dont
59 milligrammes d'azote ammoniacal et 26 milligrammes
d'azote organique. La quantité totale de matières en suspension
variait entre 413 et 1432 milligrammes par litre, soit en
moyenne 726 milligrammes. Les matières en suspension ayant
plus d'un millimètre de grosseur variaient entre 22 et 650 milligrammes par litre, soit en moyenne 196 milligrammes ou
27 pour 100 des matières totales en suspension.

Les résultats obtenus ont été les suivants :

1er Essai. — *Marche intermittente; passage de l'eau pendant 12 minutes dans chaque appareil, puis arrêt pendant 24 minutes.*

DATE de L'ESSAI	DURÉE DE MARCHE par jour		NUMÉRO de L'APPAREIL	QUANTITÉ D'EAU qui a traversé l'appareil	MATIÈRES EN SUSPENSION séparées 0/0	QUANTITÉ D'EAU en mc. traitée par heure de marche et par mc. de chambre de clarification
	Heures	Minutes				
4/7/07	10	30	I	mc. 68	65,4	
			II	68	68,7	
5/7/07	10	30	I	73	77,7	
			II	73	77,3	
6/7/07	10	30	I	78	80,7	0,239
			II	78	80,3	
8/7/07	8	45	I	55	53,0	
			II	55	55,7	
9/7/07	8	20	I	58	63,5	
			II	58	63,1	

On voit qu'avec ce mode de travail et avec une alimentation journalière d'environ 66 mètres cubes, on a obtenu avec chacun des appareils la séparation de 68 à 69 pour 100 des matières en suspension.

2ᵉ Essai. — *Marche intermittente; passage de l'eau pendant 17 minutes dans chaque appareil, puis arrêt pendant 17 minutes.*

DATE de L'ESSAI	DURÉE DE MARCHE par jour		QUANTITÉ D'EAU qui a traversé les appareils	MATIÈRES EN SUSPENSION séparées 0/0		QUANTITÉ D'EAU en mc. traitée par heure de marche et par mc. de chambre de clarification
	Heures	Minutes		dans l'appareil I	dans l'appareil II	
10/7/07	10	30	mc. 207	58,1	57,2	
12/7/07	11	»	231	52,1	51.7	0.400
13/7/07	11	»	328	43,6	84.9	
15/7/07	10	30	225	63,7	66.1	

Dans ces conditions, avec une alimentation journalière moyenne de 123mc,6, on a obtenu dans l'appareil I la séparation de 54,4 pour 100 et dans l'appareil II, la séparation de 65,0 pour 100 des matières en suspension.

3ᵉ Essai. — *Marche continue des deux appareils réunis ensemble
à la suite l'un de l'autre.*

DATE de L'ESSAI	DURÉE DE MARCHE par jour		QUANTITÉ D'EAU qui a traversé les appareils	MATIÈRES EN SUSPENSION séparées 0/0			QUANTITÉ D'EAU en mc. traitée par heure de marche et par mc. de chambre de clarification
	Heures	Minutes		dans l'appareil I	dans l'appareil II	TOTAL	
			mc.				
17/7/07	11	»	236	»	»	80,5	
19/7/07	10	30	185	64,5	5,0	69,5	
23/7/07	10	30	205	74,4	6,6	81,0	0,360
24/7/07	10	30	246	61,7	1,0	62,7	

On voit que, dans ces conditions, avec une alimentation
journalière moyenne de 218 mètres cubes, on a obtenu en
moyenne la séparation de 73,4 pour 100 des matières en suspension. Le second appareil n'a retenu qu'une faible quantité
de fins dépôts, surtout composés de matières organiques.

Essais 4 et 5. — *Marche continue des deux appareils séparément.*

DATE de L'ESSAI	NUMÉRO de L'APPAREIL	DURÉE DE MARCHE par jour		QUANTITÉ D'EAU qui a traversé l'appareil	MATIÈRES EN SUSPENSION séparées 0/0	QUANTITÉ D'EAU en mc. traitée par heure de marche et par mc. de chambre de clarification
		Heures	Minutes			
				mc.		
17/7/07	I	11	»	236	44.2	
19/7/07	I	10	30	185	64,5	
23/7/07	I	10	30	205	74,4	
24/7/07	I	10	30	246	61,7	
3/8/07	I	10	30	163	59,4	0,668
29/7/07	II	11	30	209	64,1	
31/7/07	II	11	30	196	53,9	
2/8/07	II	11	30	218	64,0	
5/8/07	II	11	20	211	70,6	
7/8/07	II	10	30	212	50,2	

On voit en outre que, pour une alimentation journalière de
207-209 mètres cubes, à peu près la même pour les deux appareils, la séparation des matières en suspension a atteint 60,8
pour 100 pour l'appareil I et 60,6 pour 100 pour l'appareil II.

La couche de matières grasses séparées a été recueillie dans ces divers essais, et les résultats obtenus ont été les suivants :

NUMÉRO de L'ESSAI	NUMÉRO de L'APPAREIL	QUANTITÉ D'EAU ayant fourni la couche de graisses	POIDS de la couche de graisse fraîche en kg.	TENEUR EN GRAISSES DE LA COUCHE 0/0			TENEUR EN EAU de la couche de graisses 0/0
				totale kg.	de la substance fraîche	de la substance sèche	
		mc.					
1	I	451	6,1	1,214	19,9	79,6	75,0
	II	451	16,2	3,532	21.8	80,3	72,9
2	I	721	18,8	3,875	20,6	82,4	75 0
	II	721	31,9	6,922	21,7	77,0	71,7
3	I	1361	27,1	5,735	21,2	81,8	74,1
	II		2,3	0,145	6,3	52,9	88.1
4 et 5	I	1287	21,5	4,825	22,4	41.4	45,8
	II	1200	30,1	6.381	21.2	84,8	75,0

On voit que l'appareil I a toujours donné une séparation des graisses plus faible que l'appareil II. Ce fait tient très probablement à la vitesse trop faible de l'eau à son passage dans le séparateur de graisses de l'appareil I, avec l'alimentation relativement réduite de 51,55 par seconde. Cette vitesse n'était en effet que de 5 millimètres par seconde dans l'appareil I au lieu de 10 millimètres dans l'appareil II, et on a constaté également dans les autres installations qu'une alimentation trop faible, qui réduit la vitesse du courant pendant le passage dans le séparateur de graisses, a une influence défavorable sur l'élimination des matières grasses. Ce n'est qu'avec une alimentation assez forte que la séparation des matières en suspension se fait sous la forme d'une couche supérieure relativement riche en graisses et d'un dépôt inférieur relativement pauvre en graisses.

Dans ces essais, la teneur en graisses de la couche supérieure a été en moyenne de 21,3 pour 100 de la substance fraîche et de 75,3 pour 100 de la substance sèche. Par mètre cube d'eau traité, on a séparé en moyenne $4^{gr},007$ de graisses avec l'appareil I et $7^{gr},583$ avec l'appareil II.

Les boues ont été laissées dans les appareils pendant toute la durée des essais, puis mesurées et soumises à l'analyse. On a retiré de l'appareil I $9^{mc},1$ de boues et de l'appareil II $9^{mc},88$,

soit en tout $18^{mc},98$, correspondant environ à 6000 mètres cubes
d'eau traitée. Les appareils ont donc séparé $3^l,2$ de boues
fraîches par mètre cube d'eau traitée. Dans des essais faits
auparavant avec la même eau dans six bassins successifs de
décantation et avec un chargement par heure de travail et par
mètre cube de capacité voisin, pour les trois premiers bassins,
de celui qui a été adopté pour les essais avec les appareils
Kremer, on a séparé environ $3^l,5$ de boues fraîches par mètre
cube d'eau traitée. Le résultat pratique obtenu avec les appareils *Kremer* est donc satisfaisant et on peut dire que ces appareils séparent ce qui est pratiquement possible à séparer,
les autres matières ne se déposant qu'avec une extrême len-
teur.

La teneur des boues en eau a été de 88,6 pour 100 dans
l'appareil I et de 85,4 pour 100 dans l'appareil II. La gazéification dans la fosse de l'appareil I a commencé à se manifester
nettement au 14e jour de travail. Les gaz dégagés remplis-
saient en 9 heures au 20e jour de travail et en 5 h. 1/2 au 30e
jour une grande bouteille de 16 litres de capacité. Ces gaz
étaient constitués par un mélange de méthane, d'acide carbonique, d'hydrogène sulfuré et d'azote.

V. — Utilisation des boues.

Nous avons déjà exposé dans les précédents volumes de ces
recherches (vol. II, p. 228, III, pp. 102-107) les diverses
méthodes employées ou proposées pour le traitement et l'utilisation des boues. Nous rappellerons ici deux intéressants
procédés allemands et nous exposerons un nouveau procédé
expérimenté à *Oldham*.

A *Cassel (Allemagne)* les eaux d'égout sont traitées par simple
sédimentation. Les boues déposées dans les bassins de décantation sont extraites par le vide après évacuation du liquide
surnageant. Elles sont additionnées d'acide sulfurique dans
un réservoir en bois, de façon à ce que le liquide soit légèrement acide au rouge Congo. Après repos, il se sépare une
certaine quantité d'eau qui est évacuée. Débarrassées ensuite
des matières volumineuses par criblage, les boues sont portées

à l'ébullition par un courant de vapeur puis, reprises par des monte-jus, elles sont passées au filtre-presse. Les tourteaux obtenus contiennent 50 à 60 pour 100 d'eau. Ils sont alors séchés sur des cylindres par la vapeur surchauffée jusqu'à ce qu'ils ne contiennent plus que 20 à 30 pour 100 d'eau.

Les tourteaux secs sont traités par déplacement par des benzols ou pétroles (de densité 0,8). Par distillation on récupère le benzol et la matière grasse est purifiée. Cette dernière vaut alors 375 francs la tonne. Le tourteau épuisé contient 2 à 2,5 pour 100 d'azote et 1 pour 100 d'acide phosphorique. Il peut être vendu comme engrais à un prix modéré.

Dans les bassins de décantation on recueille environ 80 pour 100 des matières en suspension des eaux d'égout. La boue sèche contient 18 pour 100 de matières grasses, dont 15 pour 100 peuvent être extraites. On traite annuellement 15 000 mètres cubes de boues à 90 pour 100 d'eau, soit environ 1500 tonnes de tourteaux secs. On en sépare 240 tonnes de matières grasses et il reste 1350 tonnes de tourteaux engrais.

Nous avons exposé dans le volume précédent le procédé employé à *Koepenick*, qui consiste à brûler les boues mélangées de lignite. En règle générale, les boues ne peuvent être brûlées que si elles sont séchées au préalable de façon à ne plus contenir que 10 à 20 pour 100 d'eau ou mélangées à des produits secs comme les gadoues ou ordures ménagères.

On a aussi proposé, pour l'extraction des graisses, l'emploi du tétrachlorure de carbone qui est plus coûteux que les autres dissolvants (750 francs la tonne); mais les pertes peuvent être réduites à 1 pour 100 et il a l'avantage d'être un produit non combustible, par suite peu dangereux à manier.

*
* *

On a expérimenté l'an dernier, à *Oldham (Angleterre)*, un procédé de traitement des boues d'eaux d'égout dû au Dr J. *Grossmann*. Ce procédé supprime le caractère nauséabond des boues, leur épandage sur les terres ou leur transport à la mer, et, d'après l'inventeur, au lieu d'entraîner à des dépenses, donne un sous-produit d'une réelle valeur marchande.

L'eau d'égout, séparée des matières volumineuses qu'elle entraîne, est recueillie dans des bassins de décantation. Après un repos suffisant, on laisse écouler l'eau ; les boues contenant environ 90 pour 100 d'eau sont passées au filtre-presse. Les gâteaux obtenus contiennent encore 50 pour 100 d'eau ; ils sont additionnés d'un produit chimique non indiqué et soumis à la distillation par un courant de vapeur surchauffée dans un appareil spécial. La vapeur entraîne les graisses qui se condensent dans des terres réfrigérantes et surnagent sur l'eau sous la forme de masses floconneuses. Dans l'appareil distillatoire il reste une poudre noire sèche sans odeur et qu'on dit être riche en azote.

On peut ainsi obtenir, paraît-il, plus de 5 pour 100 de graisses et 312 à 356 kilogrammes de résidu sec par tonne de boue pressée. Cette poudre sèche mélangée aux phosphates donne un bon engrais.

Le *D*r *Grossmann* estime la valeur de la graisse de 184 à 246 francs la tonne. Les dépenses d'exploitation pour un traitement continu sont de 6 fr. 15 par tonne de boues pressées, ce qui laisserait un bénéfice appréciable. Le « *Oldham Health Committee* » est, paraît-il, très satisfait des expériences.

CHAPITRE VII

TRAVAUX RÉCENTS SUR LE FONCTIONNEMENT DES LITS BACTÉRIENS

I. — Expériences de Lawrence avec les lits bactériens [1].

Les expériences de huit années relatées par *H. W. Clarck*, sont la continuation de celles de *Hiram Mills* qui ont servi de base à nos connaissances actuelles sur les procédés biologiques d'épuration des eaux d'égout.

En juin 1889, à la suite d'expériences avec des lits de pierres cassées et de gros gravier, *Mills* établit que l'épuration de l'eau d'égout par nitrification et l'élimination des bactéries ne sont pas des phénomènes mécaniques, mais proviennent de transformations chimiques, résultant du lent passage du liquide en mince couche sur la surface des pierres au large contact de l'air.

Les lits percolateurs ne peuvent pas être substitués aux filtres à sable qui retiennent pratiquement toutes les matières en suspension dans l'eau d'égout, mais ils permettent l'oxydation totale des matières putrescibles de l'eau en laissant passer dans l'effluent la plupart des produits de cette oxydation et les substances difficilement décomposables.

Avec des lits de matériaux fins de 3 mètres ou $3^m,30$ de profondeur, l'eau d'égout de *Lawrence* peut être épurée au taux de $1^{m3},763$ par mètre carré et par jour. L'effluent est bien nitrifié et presque toujours imputrescible, mais contient des matières en suspension. Dans certains cas cet effluent peut être évacué tel quel, mais le plus souvent on trouvera nécessaire de le faire passer dans un bassin de décantation ou de le filtrer sur sable.

[1] Résumé d'une note de H.-W. Clarck, *Engineering News*, 11 août 1907.

Lorsque l'eau d'égout subit un traitement préliminaire, fosses septiques ou bassins de décantation, on peut accroître le volume traité.

Dans les lits de pierres cassées de 6 à 25 millimètres de diamètre, les eaux déversées au taux de $1^{m3},109$ par mètre carré et par heure traversent $0^m,75$ par heure et cette vitesse de translation peut être triplée dans les lits profonds, sans nuire à l'épuration. Avec un lit composé de pierres en couches séparées de grosseurs variables de 150 à 200 millimètres, puis de 100 à 150 millimètres, puis de 50 à 100 millimètres, puis de 12 à 50 millimètres et enfin une mince couche de coke et de charbon, avec un déversement égal, les eaux ont une vitesse de translation de $1^m,80$ par heure. Dans les lits de scories l'eau passe plus lentement à taux de déversement égal par suite de la rugosité de la surface des matériaux, car la surface de ruissellement est plus grande que pour les pierres. Aussi ces lits sont-ils plus efficaces à profondeur égale que ceux de pierres. La vitesse de translation de l'eau est moitié moins grande que pour les lits de pierres de même grosseur. Cependant ces lits de scories ont le grave désavantage de se désagréger et on ne peut s'en procurer partout économiquement, tandis que les pierres se trouvent toujours sur place. De plus on peut craindre avec les lits de scories, plus qu'avec ceux de pierres, de retenir les matières déversées et, par suite, le colmatage.

La nitrification est d'autant plus active que le lit est plus profond. Toutes conditions égales, un lit de 3 mètres de profondeur laissera écouler un effluent contenant 4 fois plus de nitrates qu'un lit de $1^m,50$ de profondeur : en d'autres termes, en doublant la profondeur du lit, on quadruple la nitrification. Si on en juge par les tests de putrescibilité, l'efficacité des lits ne s'accroît pas d'une façon aussi importante avec la profondeur des lits, mais cependant elle s'accroît rapidement.

Les essais ont été effectués avec des distributeurs par gravitation. D'un tuyau recourbé, l'eau tombe sur une sorte de petite cuvette qui la fait jaillir autour d'elle circulairement.

Pendant l'hiver 1906-1907, par un froid allant à — 21° il a été possible d'employer ces lits. Or on sait que les lits de grande surface doivent être attentivement surveillés l'hiver pour que les distributeurs fonctionnent toujours.

Lorsque la surface se colmate par suite de la multiplication trop intense de moisissures et de petits vers ou de zooglées microbiennes, on peut l'arroser avec un peu de sulfate de cuivre qui les fait disparaître. Le lit continue ensuite à donner de bons résultats.

II. — ÉTUDE DES DISTRIBUTEURS POUR LITS BACTÉRIENS A PERCOLATION ([1]).

La principale difficulté technique dans la construction des distributeurs consiste à assurer une efficace distribution des eaux à épurer sur les lits. Les eaux doivent être déversées lentement et également sur toute la surface du lit et, de plus, complètement aérées ; en d'autres termes elles doivent être distribuées en fines gouttelettes.

Le distributeur *Stoddart* et les différents types de sprinklers mobiles employés en Ángleterre sont théoriquement parfaits, et les insuccès, quand il y en a, sont dus aux imperfections de construction ou au manque de soins dans l'entretien. D'un autre côté, les becs pulvérisateurs fixes et le système de distribution par gravitation couvrent seulement une partie de la surface du filtre. Dans ce cas les eaux mouillent un cercle soit seulement 78 pour 100 de la surface environnante.

Pour étudier quantitativement l'efficacité de distribution des différents systèmes, on construisit l'appareil suivant : il consiste en un bassin circulaire en béton de ciment de 4m20 de diamètre, dont le fond est en pente vers un tube central en communication avec un tuyau de 50 millimètres passant sous le fond. A ce tube sont fixés les divers appareils distributeurs. Au tube central est ajusté un collier en fer, pouvant tourner librement, supportant la pointe d'une plate-forme en bois couvrant un secteur de 30°, de 150 millimètres de hauteur, et divisée en 12 compartiments par des cloisons concentriques espacées de 157 millimètres. Quand cette cuve tournait autour

([1]) D'après WINSLOW, PHELPS, STORY et MAC RAC, *Technology. Quaterly*, septembre 1907, Boston (Massachussets).

du tube de distribution, pendant la durée d'une expérience, l'égalité de distribution était mesurée par la quantité d'eau récoltée dans les différents compartiments; dans les positions fixes variées, l'auge donnait les inégalités radiales.

Le tube de distribution du centre du bassin était muni à son autre extrémité d'un faisceau vertical de tubes courts de 50 millimètres, dont on employait un nombre voulu pour régler le débit. Au sommet du faisceau était une boîte en bois, alimentée par un tuyau, avec un trop-plein juste au-dessous du sommet. La différence entre le niveau de l'eau dans cette boîte et le niveau du bec pulvérisateur au centre du bassin représentait approximativement la pression effective dans la distribution. Le taux d'écoulement était, par suite, déterminé d'après la pression et le bec employé. Il était estimé dans chaque cas par la décharge totale d'un bassin mesureur et par le temps d'écoulement.

Pour l'étude des distributeurs par gravitation on disposait au-dessus et à une hauteur déterminée un caniveau maintenu par deux tiges traversant diamétralement le bassin. Un orifice de 18 millimètres permettait l'écoulement de l'eau qui jaillissait en tombant sur un disque. Le volume d'eau écoulée est, dans certaines limites, avec ce distributeur, indépendant de la hauteur de chute : aussi a-t-on simplement fait varier les orifices, dont la section permettait de calculer le débit.

Chaque compartiment de la cuve a été jaugé de façon à savoir à quel volume correspondait chaque hauteur de liquide.

Pour l'expérience, la cuve était tournée lentement à la main et on l'arrêtait lorsqu'un des compartiments était presque plein. On notait le temps et le volume d'eau écoulés.

Calcul du coefficient d'efficacité des distributeurs. — Le distributeur est un jet pulvérisant l'eau sur une surface circulaire. Suivant un rayon de cette surface, on dispose une série de petites cuves carrées, de surface connue qu'on peut prendre comme unité; on suppose, de plus, que la distribution le long de ce rayon est la même que celle effectuée sur les autres rayons. Les variations selon les rayons seront minimes et la supposition peut être complètement réalisée, si l'on fait tourner cette série de petites cuves autour du centre du cercle, pendant l'expérience. Lorsque celle-ci aura une durée suffisante, on l'arrête et on mesure le volume d'eau récoltée dans chaque cuve.

A titre d'exemple le tableau suivant montre les résultats obtenus :

Cuve.	Distance radiale D.	Quantité d'eau Q.	D × Q	Quantités en excès (Ex Q).	D × Ex Q.
1	0,5	0,8	0,4	"	"
2	1,5	1,6	2,4	0,14	0,21
3	2,5	2,7	6,8	1,24	3,10
4	3,5	2,5	8,8	1,04	3,65
5	4,5	2,3	10,3	0,84	3,78
6	5,5	1,9	10,4	0,44	2,43
7	6,5	1,5	10,0	0,04	0,26
8	7,5	1,3	9,8	"	"
9	8,5	1,0	8,5	"	"
10	9,5	0,6	5,7	•	"
Totaux. .	50		73,1		13,43

Dans la 1ʳᵉ colonne sont donnés les numéros des cuves, le n° 1 étant au centre. Dans la colonne 2 (D) sont données les distances du centre du distributeur au centre de la cuve, le côté de la cuve étant pris pour unité de distance. Dans la 3ᵉ colonne (Q) sont données les quantités d'eau mesurées dans chaque cuve après l'expérience. Aucune unité de volume ne dut être employée puisqu'il suffisait de connaître les hauteurs d'eau dans chaque cuve, celles-ci étant proportionnelles aux volumes.

Si l'on porte les valeurs de Q en ordonnées et celles de D en abscisses, on obtient une courbe montrant la distribution relative de l'eau suivant le rayon (fig. 11). Cette courbe (A) montre le taux de déversement par unité de surface à tout point dont la distance du centre est connue : ce sera la courbe de distribution radiale. Puisque la distribution radiale mesurée est supposée être la moyenne de toutes les distributions radiales, l'ordonnée de cette courbe à une distance donnée du centre montre le taux de déversement sur tous les points d'une circonférence décrite autour de ce centre à la distance donnée de ce dernier. Donc pour obtenir une courbe montrant la distribution sur tout le cercle, c'est-à-dire sur une infinité de circonférences, il est nécessaire de multiplier l'ordonnée pour chaque point du rayon par la longueur de la circonférence correspondante, ou, ce qui revient au même relativement, par la distance radiale du point en question. Dans la colonne 4 ($D \times Q$) se trouvent les nombres obtenus par ces opérations : ces quantités représentent les taux relatifs de déversement de

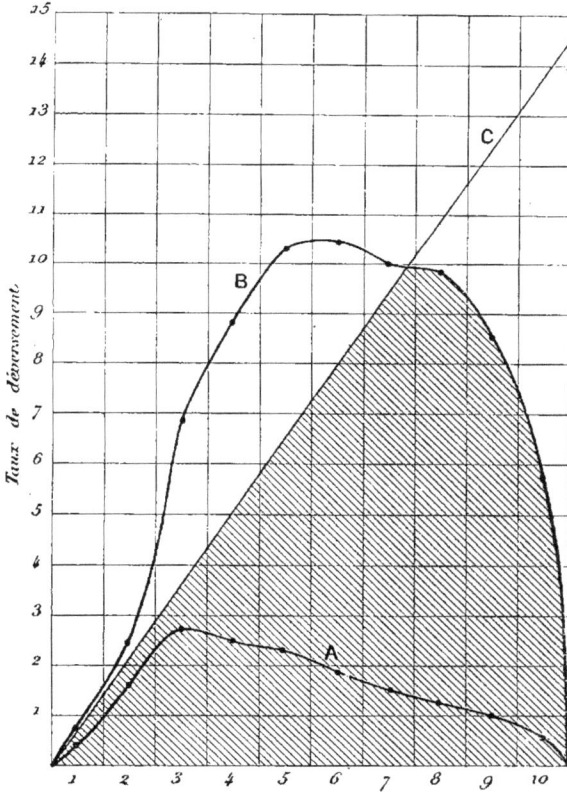

Fig. 11. — Diagramme de distribution.

l'eau sur les anneaux successifs concentriques du cercle, l'épaisseur des anneaux étant l'unité et leur distance du centre étant les distances correspondantes D. On peut maintenant porter ces nouvelles valeurs en abscisses et obtenir une nouvelle courbe (B) qui est la courbe de distribution sur la surface mouillée.

Dans cette courbe, l'ordonnée de chaque point indique le taux relatif de déversement de l'eau sur une circonférence à la distance correspondante du centre, la surface de chaque bande verticale montre le déversement total relatif sur l'anneau correspondant du cercle, et la surface totale de la courbe représente le déversement total de l'eau par le distributeur.

Il est aussi nécessaire de construire la courbe de parfaite distribution. Cette courbe sera telle que le déversement sur chaque unité de surface sera égal, d'où les déversements sur toutes les circonférences seront directement proportionnels à leurs longueurs, c'est-à-dire à leurs rayons. Ce sera donc une ligne droite passant par l'origine. Son obliquité sera déterminée graphiquement par ce fait que la surface de la courbe représentera le déversement total de l'eau par le distributeur et sera égale à la surface déterminée précédemment. On peut déterminer cette dernière surface par le planimètre et connaissant la base du triangle on déduit la hauteur. Elle peut être calculée plus facilement mais moins sûrement en additionnant les nombres de la colonne $Q \times D$ et divisant la somme par le rayon du cercle mouillé $\frac{73,1}{50,0} = 1,46 = M$. Ce sera la courbe C.

Connaissant la courbe expérimentale de distribution et la courbe parfaite, il reste à tirer une expression mathématique du rapport de ces deux courbes. Les courbes ont une surface commune qui est marquée par des hachures. De ce qui précède il est évident que plus ces deux courbes coincideront, plus la distribution sera parfaite. Une comparaison directe entre la surface commune et la surface totale donnera, par suite, une expression de l'efficacité de la distribution. Si la distribution est parfaite, le rapport sera égal à l'unité; si la distribution est mauvaise, la surface commune sera petite et le rapport très bas. De plus, une étude plus attentive de ces courbes indique que deux courbes de distribution peuvent présenter un rapport égal mais des différences suivant la disposition des surfaces montrant des conditions actuellement différentes mais identiques en ce qui regarde la distribution relative.

Si l'on définit par le terme d'*excès de déversement* la partie du déversement d'un distributeur qui coule sur une surface de filtre en excès sur le taux moyen pour la surface totale (représenté graphiquement par la partie de la surface inscrite par la courbe A en dehors des hachures), on peut dire que le coefficient de distribution est le rapport entre le déversement total moins l'excès de déversement, et le déversement total, soit coefficient de distribution :

$$\frac{T-E}{T},$$

ou plus simplement

$$1-\frac{E}{T}.$$

On peut déterminer ces surfaces au planimètre en employant des papiers spécialement quadrillés. On peut aussi calculer la surface hors de la courbe commune en déterminant l'excès au-dessus de la courbe de complète distribution, donné par la distance entre chaque point de la courbe A et le point correspondant de la courbe C. Ces nombres ont été portés dans la 5e colonne du tableau (Ex Q). Dans la 6e colonne, ces nombres sont multipliés par les valeurs de D correspondantes. La somme des valeurs de (Ex Q × D) peut être comparée à la somme des valeurs de D × Q et, pour l'expérience relatée dans le tableau, on peut calculer le coefficient de distribution.

$$C = 1 - \frac{E}{T} = 1 - \frac{13,4}{73,1} = 0,82.$$

Le coefficient brut ainsi obtenu se rapporte à l'efficacité du distributeur sous les conditions données et figuré par la surface du cercle mouillé ; il reste à en tirer le coefficient corrigé vrai, basé sur la surface totale du filtre, comprenant les coins non mouillés entre les cercles. Chaque surface mouillée est inscrite dans une surface dont le côté est la distance entre les centres des distributeurs voisins. Soit Sq la surface et Cir le cube mouillé, le coefficient corrigé sera

$$C = c \times \frac{Cir}{Sq}.$$

Cette correction réduira les coefficients à moins de 78 pour 100 de leur valeur pour la surface mouillée. En pratique, toutefois, il serait avantageux de disposer les distributeurs non suivant deux axes se coupant à angle droit de telle sorte que chacun soit au centre d'un carré, mais sur 3 axes inclinés à 120° de façon que chacun soit au centre d'un hexagone. Dans le premier cas, la surface non mouillée est de 21,5 pour 100 et dans le second seulement de 9,9 pour 100 de la surface totale. La disposition hexagonale permet de faire agir 343 distributeurs au lieu de 303 par la disposition carrée et sans augmenter le déversement sur une partie quelconque de la surface mouillée, les quantités d'eaux déversées sont comme 2000 à 2700.

Distributeurs par gravitation. — Ces distributeurs se composent d'un disque plus ou moins incurvé planté dans le filtre, sur lequel tombe un filet d'eau qui jaillit sur la surface environnante.

Les meilleurs résultats sont obtenus dans les conditions suivantes :

1° Le débit sur chaque distributeur sera environ de 4 litres 54 par minute, soit pour un débit de 2218 litres par mètre carré, 840 distributeurs par hectare, espacés de 3^m,55.

2° La distance séparant le tuyau d'écoulement et le filtre sera aussi grande que possible : 0^m,60 est suffisant; 1^m,20 donne de bons résultats; mais avec 1^m,80 ils sont meilleurs. Lorsqu'on peut disposer d'une hauteur encore plus grande, on emploiera avec avantage des disques larges et profonds.

3° La hauteur de chute sur le distributeur sera de 0^m,60 à 1^m,20. La meilleure détermination de la hauteur sera précisée dans chaque cas.

4° Un simple disque concave en métal donne les meilleurs résultats.

5° Le meilleur diamètre de disque est 75 millimètres. Lorsque le taux de distribution est plus faible, on doit employer de plus petits disques; inversement de plus grands disques seront indiqués pour les débits plus importants.

A moins que les disques soient trop larges, il est avantageux d'augmenter la concavité autant que possible. Pour les disques de 75 millimètres, une courbure correspondant à un rayon de 50 millimètres a donné les meilleurs résultats; on peut accroître le rayon de courbure jusqu'à ce que le disque soit une hémisphère. Avec les disques larges, les plus grands rayons de courbure sont nécessaires.

Distributeurs par pression — Les systèmes de becs pulvérisateurs fixes sont très variés (*fig.* 12).

A *Salford*, on expérimenta d'abord une coiffe en forme de disque placée un peu au-dessus du bec de façon à briser le jet d'eau et à le réduire en pluie ; puis on essaya de briser le jet par le choc de deux courants ; enfin, on adapta un bec garni d'une série de trous arrangés en spirale. *Barwise* à *Derbyshire* décrivit un modèle analogue au premier de *Salford*. A *Birmingham*, on emploie un bec dans lequel l'eau passe à travers un espace annulaire étroit et se brise en frappant le bas d'un tampon de métal placé un peu au-dessus.

En Amérique, les premiers essais furent faits à *Columbus* où on expérimenta un type de bec rappelant celui de *Salford* : l'eau était déversée par 8 tuyaux de laiton de 3 millimètres sous un angle de 45° avec la verticale, dans un espace compris entre deux cônes. Ce bec se bouchant trop rapidement dut être abandonné. Le dernier modèle a été décrit par *Gregory*; il consiste en un bec en bronze à un seul orifice de $13^{mm},5$ de diamètre avec les bords arrondis, sur lequel est fixé par deux tiges minces, un cône retourné de 90°, l'axe du cône coïncidant avec l'axe de l'orifice. Le jet en sortant de l'orifice frappe le cône et se transforme en une pluie de fines gouttelettes.

A *Waterbury*, M. *Taylor* a imaginé un autre type. Il a remarqué que, dans le type de *Columbus*, les tiges supportant le cône séparent d'une façon fâcheuse la pluie formée, surtout lorsque ces tiges se recouvrent de cultures de moisissures. De plus, il déclare que l'uniformité de distribution, obtenue par l'effet d'un simple cône sur la pression de $1^m,50$ n'est pas satisfaisante. Pour remédier à ce défaut, il eut l'idée de placer un cône secondaire plus bas sur l'orifice, dans le but d'intercepter une partie de l'eau et de la distribuer sur le cinquième intérieur de la surface circulaire arrosée par le bec. Ce résultat fut obtenu par une ouverture dans le cône le plus bas, légèrement plus étroite que l'orifice du bec, le diamètre de l'ouverture dans ce cône étant ainsi par rapport au diamètre de l'orifice du bec dans une proportion telle que les 4/5 du jet passent au travers du cône le plus bas pour être pulvérisés, et le 1/5 restant est intercepté par le cône le plus bas et pulvérisé sur la surface centrale.

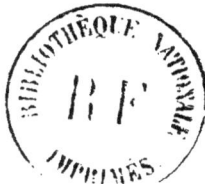

. Les résultats comparatifs des essais pour déterminer les coefficients de chaque modèle travaillant dans les meilleures conditions sont rapportés ci-dessous (Pression de 1^m,20 pour le bec de Birmingham et de 1^m,80 pour les autres).

Type.	Débit en litres par minute.	Coefficient brut.	Coefficient corrigé.	Nombre de becs par hectare sous un débit de 22.180 m³ par jour.
Meilleur distributeur par gravitation	18,52	0,76	0,62	840
Salford (ancien modèle).	13,11	0,44	0,41	1193
— *(nouveau* — *)*.	9,53	0,78	0,67	1648
Birmingham	9,08	0,80	0,80	1730
Columbus.	67,19	0,61	0,30	232
Waterbury.	47,21	0,73	0,22	331

Les becs américains à pression montrent par ces nombres une efficacité de distribution inférieure. Ils couvrent bien la surface mouillée dans les meilleures conditions, mais leur débit est si grand que, au taux de 2^{m3},218 par mètre carré et par jour, ils laissent entre eux une grande surface et leurs coefficients corrigés sont très bas. Il faut remarquer cependant qu'avec un débit de 4^{m3},436 par mètre carré et par jour, pour lequel le bec *Columbus* a été construit, les coefficients corrigés sont beaucoup plus élevés. Le bec *Columbus* offre de grands avantages par la simplicité de sa construction et par son grand orifice si ce débit excessif peut être diminué par l'emploi de bassins à siphons.

Les meilleurs distributeurs par gravitation (disque de métal de 75 millimètres avec cavité d'un rayon de 50 millimètres) ont donné de très bons résultats sans la complication de bassins à siphons. Les ouvertures les plus petites des tubes d'écoulement pour éviter l'obstruction ont un diamètre de 18 millimètres. L'entretien en est facile.

Le *Salford* nouveau modèle et le *Birmingham* donnent les meilleures distributions. Avec une pression de 1 m. 80 le *Birmingham* fournit un coefficient de 0,69 et avec une pression de 1 m. 20 le coefficient est encore meilleur : 0,80, la distribution étant presque parfaite. Ces bons résultats dépendent malheureusement de l'emploi de becs qui se bouchent très facilement. Les ouvertures du *Salford* ont un diamètre de

7 mill. 5 et le cône est tout à fait propre à retenir les matières en suspension dans l'eau. Celles de *Birmingham* ont un diamètre de 3 mill. 8; le tampon mobile indique que même en

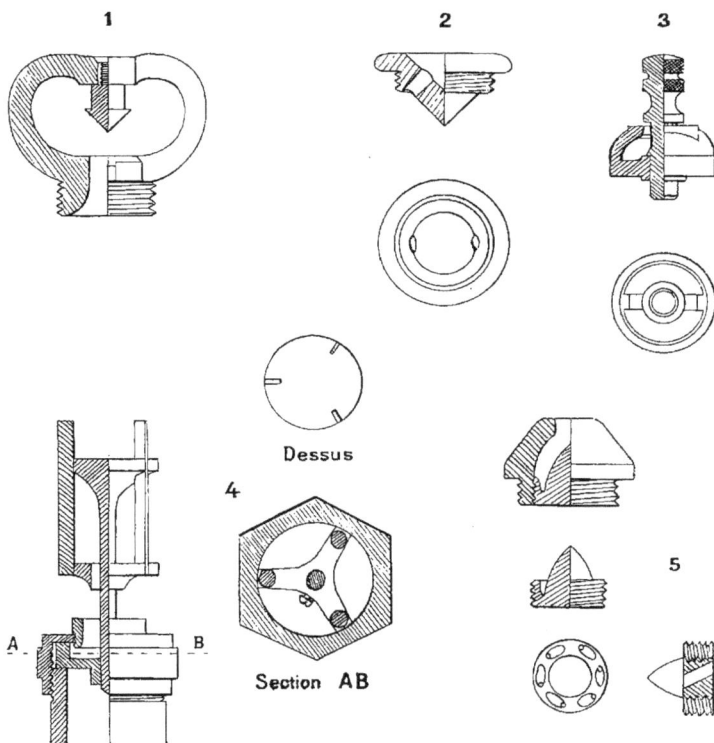

Fig. 12. — Principaux types de becs pulvérisateurs.

1. — Columbus.   4. — Waterbury.
2. — Salford (ancien modèle).   5. — Salford (nouveau modèle).
3. — Birmingham.

recevant l'effluent de fosse septique décanté, il exige beaucoup de soins. D'autre part, l'eau brute peut être pulvérisée par le bec *Columbus* ou par le distributeur par gravitation sans crainte d'obstruction.

III. — Durée de l'écoulement de l'eau au travers des lits a percolation.

William Clifford[1] a cherché à déterminer la durée de l'écoulement du liquide au travers des lits à percolation.

Dans les lits bactériens à percolation, les matériaux retiennent l'eau à épurer un certain temps pendant lequel les matières organiques sont oxydées et l'eau est rendue imputrescible. Si le volume d'eau traitée peut être réglé de telle sorte que l'oxydation soit juste suffisante pour détruire la matière organique, la durée d'écoulement du liquide au travers du lit donnera une mesure de l'oxydation produite.

On a établi que la durée de l'écoulement de l'eau à travers un lit à percolation varie de 2 à 8 minutes. Pour déterminer cette durée, on a répandu simplement un liquide coloré à la surface du lit pendant son fonctionnement et on a noté le moment où s'écoule le premier liquide coloré. Pour cette méthode on ne mesure que la durée d'écoulement d'une petite quantité du liquide ajouté et on ne tient pas compte de tout le liquide répandu à la surface. On ne voit d'ailleurs pas pourquoi on a choisi le moment de la première sortie de liquide coloré plutôt que celui du dernier écoulement.

On peut définir la durée d'écoulement d'un volume de liquide, le temps moyen d'écoulement de toutes les molécules de ce volume. Pratiquement, on observe la distribution du liquide en expérience et on calcule la distribution moyenne. On obtient ainsi des chiffres indiquant la durée moyenne.

Au lieu d'un liquide coloré, l'auteur a employé une solution de chlorure de sodium. Le lit d'expérience était formé d'un tuyau en poterie de 450 millimètres de diamètre et de 0 m. 70 de hauteur, rempli de gravier criblé de 18 à 25 millimètres: la distribution était faite par une cuvette à renversement déversant le liquide sur une plaque perforée. On distribuait l'eau à intervalles réguliers au taux de $0^{m3},998$ par mètre carré et par

[1] *Journal of Chemical Industry,* mai 1907 et juillet 1908.

jour. Après une heure de] fonctionnement on remplit la cuvette de la solution de chlorure et l'eau ordinaire continua à
être déversée. Des échantillons prélevés toutes les 5 minutes
permirent de se rendre compte de la quantité de chlore éliminé à ces moments.

Le temps moyen est obtenu en calculant, par la méthode
des moments, le taux moyen de chlore combiné après en
avoir déduit le chlore préexistant dans l'eau ordinaire. Soit P
la minute correspondante à la quantité de chlore Q, on a :

$$\frac{\Sigma P \times Q}{\Sigma Q}.$$

La durée d'écoulement est évidemment fonction de la grosseur des matériaux composant le lit et du volume d'eau distribuée.

Matériel.	Grosseur en mm.	Quantité d'eau en m³ déversée par jour par mètre carré.	Durée d'écoulement en minutes.
Charbon	15 à 18	1,181	24,3
—	—	0,889	31,7
—	—	0,519	45,6
—	5 à 6	1,166	54,7
—	—	0,894	64,3
Gravier. . . .	18 à 25	1,210	13,0
—	—	0,988	17,6
—	—	0,761	22,0
—	6 à 12	1,215	33,7
—	—	0,973	40,0
—	—	0,766	41,1

Les durées données peuvent sembler longues ; mais si l'on
tient compte du volume d'eau retenu par les matériaux, on
pourra calculer que, si l'on suppose un renouvellement complet de cette eau pendant un temps donné, il faudra une distribution déjà assez abondante de liquide. De plus, il n'y a pas
seulement déplacement de liquide, il y a aussi mélange des
eaux nouvelles avec les eaux retenues auparavant.

Une autre méthode de détermination de la durée d'écoulement du liquide au travers des lits à percolation a été décrite
dans le rapport de 1904 du *Massachusets State Board of Health.*
Elle consiste à verser de la solution de chlorure de sodium
sur le lit en fonctionnement jusqu'à ce que la proportion de

chlore soit constante dans l'effluent. En prélevant des échantillons à intervalles déterminés et en y dosant le chlore, on
peut établir des courbes qui sont différentes de celles proposées par l'auteur qui a comparé les deux méthodes.

Ces deux méthodes donnent des résultats comparables.
Ainsi dans une expérience avec un lit de sable fin, l'auteur a
obtenu une durée d'écoulement de 32 minutes par la méthode
d'emploi du chlorure de sodium en une seule fois, contre
51,9 minutes par la méthode de *Lawrence*.

Cette dernière montre, par l'élimination des chlorures, que
l'eau est chassée du lit par déplacement, mais qu'aussi il y a
dilution de l'eau qui est retenue par les matériaux dans l'eau
nouvelle ajoutée.

IV. — SUR LE MODE D'ACTION DES LITS BACTÉRIENS CONSTRUITS EN ARDOISES (*slate beds*).

Nous avons décrit l'an dernier[1] les lits bactériens de *Dibdin*
dont les matériaux sont formés de plaques d'ardoise posées à
plat et séparées les unes des autres par des fragments de la
même substance.

Récemment a paru[2] un travail très intéressant de *Dibdin* sur
les transformations que subissent les matières organiques qui
se déposent sur les ardoises.

Si l'on examine superficiellement le dépôt qui recouvre une
ardoise d'un lit en fonctionnement, on voit un ensemble de
débris formant un amas ayant l'aspect de la boue ordinaire
des bassins de décantation. Mais cette boue ne répand aucune
odeur; de plus, elle se sèche rapidement sans se putréfier. Si
l'on chauffe modérément un peu du dépôt, il s'y produit un
mouvement et une grande quantité de vers s'en échappe pour
se soustraire à l'action de la chaleur. Ce sont des organismes
nettement aérobies dont le pouvoir de digestion est considérable et c'est principalement à leur action qu'est dû l'humus

[1] Vol. III, p. 85.
[2] *Sanitary Record*, 1er janvier 1909.

inoffensif qui s'échappe des « *slate-beds* » avec l'effluent, ce qui empêche l'accumulation qui produit le colmatage des lits de contact formés de gros matériaux. Si l'on examine le dépôt au microscope, on voit un grand nombre d'êtres vivants autres que les vers.

Par ce simple examen, il est évident qu'au lieu d'une masse inerte, c'est une ruche d'êtres vivants actifs et voraces depuis les plus simples bactéries jusqu'aux types organisés comme les vers, les larves, etc..., une vraie collection d'animaux qui, comme ceux d'un jardin zoologique, se nourrissent des aliments qui leur sont distribués chaque jour, et qui, aussi longtemps que cette distribution est régulière, remplissent leurs fonctions vitales et détruisent la matière organique de ce que nous appelons la boue. Le processus étant uniquement celui de la digestion, les excrétions d'un groupe servent à la nourriture du groupe inférieur.

Ce processus peut être suivi de jour en jour en plaçant de petites ardoises dans une soucoupe, en mettant sur cette *terre vivante* de petits fragments de viande, pain, etc..., et versant de l'eau seulement pour la couvrir complètement. Après une heure ou deux on décante avec précaution l'eau, de façon à ne pas entraîner le dépôt. On laisse l'ardoise exposée librement à l'air, de préférence à une douce température.

En examinant de temps en temps, on voit le morceau de viande rouge se couvrir d'un dépôt gris qui est souvent complet en 4 ou 5 heures. Si l'on enlève une parcelle de ce dépôt gris et qu'on l'examine au microscope, on voit une quantité considérable de bactéries dont beaucoup sont douées d'une grande mobilité lorsqu'elles ne sont pas agglomérées en masses de zooglées, ce qui arrête leurs mouvements rapides.

On continue les observations en immergeant l'ardoise tous les jours pendant 2 heures. Au bout de peu de jours les morceaux de viande, etc..., deviennent invisibles et sont englobés dans une masse d'humus noir qui finit par les absorber en totalité.

Il est évident que pareilles transformations s'effectuent dans les *slate-beds*. Lorsque ces lits sont pour la première fois remplis, pendant le contact de 2 heures, les matières solides

se déposent sur les ardoises. Jusqu'à ce qu'il se soit constitué
une *terre vivante*, l'action est faible mais, principalement pendant la saison chaude, les organismes se développent rapidement et attaquent la nourriture qui leur est offerte, exactement
comme font toutes les espèces qui vivent dans les rivières ; et
si le rapport entre les organismes, la nourriture et l'air est
convenablement réglé, l'action se produit indéfiniment sans
dégagement d'aucune odeur nauséabonde.

Le tableau suivant résume les expériences conduites comme
nous l'avons exposé.

V. — Sur le role des bactéries dans les procédés biologiques d'épuration des eaux d'égout.

William Mair ([1]) a présenté récemment comme thèse à
l'Université d'Edimbourg un travail dont l'idée lui fut sug-
gérée par le professeur *Lorrain Smith* qui avait déjà étudié
cette question lorsque la ville de Belfast l'avait chargé, avec
le professeur *Letts*, de rechercher quel était le meilleur mode
d'application des procédés biologiques pour l'épuration des
eaux d'égout de cette ville.

Lorrain Smith avait remarqué (1901) que le nombre des bactéries était réduit par le passage des eaux d'égout dans les lits
de contact, mais aussi que cette réduction était d'autant plus
importante que les résultats chimiques de l'épuration étaient
meilleurs. Il montra que la réduction du nombre des bactéries n'était pas due à l'épuisement de l'élément nécessaire
dans l'eau d'égout, mais qu'il devait y avoir d'autres agents
qui concouraient à la disparition de l'azote et à la destruction
des bactéries. Ainsi, dans un ballon de bouillon ensemencé
avec de l'eau d'égout, la disparition de l'azote peut atteindre
12 pour 100 en 5 jours, mais elle peut être quelquefois nulle.
D'un autre côté si, dans le même bouillon, on immerge des
briques retirées d'un lit de contact, on constate en 5 jours
une disparition de l'azote qui peut atteindre 70 pour 100. Ces

([1]) William Mair, *The Journal of Hygiene*, 1908, p. 609.

TABLEAU XV. — Expériences sur la rapidité de la destruction des matières solides dans les « Slate-beds », effectuées avec le dépôt prélevé sur les ardoises des lits de Malden, Surrey.

SUBSTANCES	PREMIER JOUR APRÈS 20 HEURES	2e JOUR	3e JOUR	4e JOUR	5e JOUR
Pain	Masses de zooglées, cellules d'amidon, canaux en spirale, bactéries mobiles, leptothrix, conserves vertes, etc. Pain désorganisé.	Nombreuses bactéries, cellules d'amidon très attaquées et déformées.	Pain complètement dissocié, leptothrix abondants, oscillaires, monades, clostridium, quantité de granules ronds, etc.		
Beurre	Amas de globules graisseux.	Globules graisseux avec matière granuleuse brune (formes de vers?).	Matière granuleuse brune avec spirilles, leptothrix et globules graisseux.	Membrane de cellules de microcoques et bacilles, etc.	Beurre réduit en une mince pellicule.
Fromage	Amas de bactéries variées, bacilles, microcoques, streptocoques, etc.	Abondance de colonies de bacilles mobiles.	Bouquet de cristaux étoilés entremêlés de nombreuses bactéries mobiles ou non.	Globules graisseux avec bacilles et diplocoques.	Le fromage réduit en une mince couche pâteuse.
Laitue	Chlorophylle attaquée, bacilles, diplocoques, zooglées, leptothrix, etc.	Matière tourbeuse, bactéries variées.	Matière granuleuse, leptothrix, bactéries, monades, amibos, infusoires, etc.	Débris indéfinissables, laitue désagrégée en amas granuleux sans bactéries (action des vers).	Les dernières traces de laitue disparaissent.
Porc cuit maigre	Vase noire au-dessus, enduit chocolat à la surface. Bactéries, infusoires enkystés.	Viande à l'état fibreux, fibres musculaires englobées dans une masse de zooglées de bactéries, grand nombre de spirilles et bacilles mobiles, anguillules et vers.	Fibres musculaires très dégradées. Spirilles, bacilles mobiles, monades, zooglées, oscillaires, etc., avec d'abondants microcoques.	Fibres musculaires entièrement détruites, bacilles mobiles, spirilles, monades, oscillaires, anguillules, vers, etc.	La viande est réduite à une mince écume grise formée d'organismes variés.
Tendon de porc rôti, très dur.	Organismes abondants, bactéries variées séparées ou en masses zooglées.	Nombre considérable de microcoques et monades.	Abondance de microcoques, spirilles, monades, cellules granuleuses, mycélium de champignons.	Quantité de matière granuleuse brune, anguillules, vers, monades, bactéries nombreuses, zooglées, oscillaires, etc.	Tendon réduit en une masse grise molle.
Gras de jambon.	Leptothrix, streptothrix, nombreuses masses de zooglées.	Globules graisseux et bactéries variées.	Globules graisseux, matière granuleuse brune, bactéries, etc.	Globules graisseux, masses zoogléiques, spirilles, etc., infusoires, oscillaires, etc.	Gras réduit en une masse pâteuse molle.
Eaux résiduaires de brasserie dans les eaux d'égout.	Cellules de levure partiellement détruites, leptothrix, masses zoogléiques, infusoires variés.	Toute odeur d'eau résiduaire de brasserie est disparu; dépôt gris à la surface.			

briques étaient recouvertes d'un sédiment peuplé d'organismes végétaux et animaux et d'un amas analogue à celui qui
s'était déposé dans les autres bouillons. *Lorrain Smith* con-
cluait que cette couche de sédiment sur les briques, consis-
tant principalement en organismes végétaux et animaux,
était essentielle pour obtenir l'épuration dans les lits, et
qu'une certaine proportion de l'azote disparaissant servait à
édifier les corps de ces organismes.

« Dans le cycle des êtres vivants, dit *Lorrain Smith*, les
bactéries ont la première place, due sans doute à leur puissance de reproduction rapide, mais aussi elles disparaissent
les premières. Dans les lits de contact, il y a une grande destruction des bactéries, et cette extermination comprend non
seulement la réduction de nombre observée, mais aussi la
prolifération dans le lit, et l'on peut mettre celle-ci en lumière
si les échantillons sont pris dans des conditions favorables à
la culture microbienne. Avec cette hypothèse, il est facile de
comprendre pourquoi le rapport de destruction des bactéries
sera en relation directe avec le pourcentage d'épuration. Nous
pouvons supposer que les bactéries ont assimilé dans leur
corps la plus grande partie de l'azote ; elles servent alors à la
nourriture des infusoires qui vivent dans le sédiment sur les
briques, puis ces infusoires sont la proie des vers et ces derniers, passant dans la rivière, deviennent à leur tour la nourriture des poissons. L'azote par ces moyens indirects passe
des lits bactériens dans les tissus animaux. Tout l'azote qui
peut entrer dans ce cycle disparaît de l'eau d'égout qui est
ainsi épurée en partie de ce fait. Établir ce cycle et mesurer
la grandeur d'un des passages, c'est mesurer la capacité générale de l'économie vitale pour assimiler l'azote utile à un
stade donné, ou à tous les stades de son existence. Mesurer
le rapport de destruction des bactéries, c'est donc mesurer le
pourcentage d'épuration : de là la correspondance entre les
deux rapports. »

Les expériences rapportées par *William Mair* ont été effectuées avec un lit à percolation avec sprinkler rotatif alimenté
par l'effluent d'une fosse septique, et avec des lits de contact
alimentés par un mélange de l'effluent de la fosse septique et
de l'effluent du lit à percolation, ce dernier contenant une

forte proportion de nitrates. Comme, dans les lits de contact, les nitrates disparaissent, ils furent appelés *lits dénitrifiants*.

1ʳᵉ PARTIE. — *Étude bactériologique des lits de contact et des lits à percolation et recherche de la disparition de certains groupes de bactéries*. — Les lits de contact, au nombre de cinq, étaient formés de matériaux divers : briques, scories, coke, pierres calcaires, de grosseur variant de 3 à 62 millimètres. Chaque lit comprenait à la partie supérieure de plus gros matériaux qu'à la partie inférieure. Le lit à percolation était formé de segments composés de matériaux correspondant à un des lits de contact.

L'auteur a déterminé :

1° Les espèces cultivées sur gélatine à 22° ;

2° Les espèces cultivées sur gélose à 37° ;

3° Les espèces sporulées vivant sur gélatine à 22° (aérobies).

4° Le *bacille coli* ;

5° Les *streptocoques* ;

6° Le *bacillus enteridis sporogenes*.

Il a noté une diminution progressive du nombre des bactéries, d'abord de moitié dans le sewage décanté, puis encore de moitié dans la fosse septique ouverte, le liquide y séjournant six heures. Mais la plus grande réduction apparaît dans les lits de contact.

Le *bacterium coli* et les *streptocoques* sont proportionnellement moins réduits en nombre que les autres groupes, et si ces organismes sont pris comme représentant la classe des microbes pathogènes, on ne peut dire que cette classe est détruite dans la méthode biologique d'épuration.

La diminution des germes dans la décantation et dans la fosse septique est un phénomène mécanique, les microbes étant entraînés par les matières en suspension qui se déposent ; au contraire, dans les lits, la réduction des bactéries est beaucoup plus grande dans le même temps. Ceci prouve clairement que cette disparition des germes n'est pas uniquement mécanique, mais due aussi à d'autres facteurs comme le montre la concordance des résultats chimiques et bactériologiques.

Voici les résultats obtenus avec les lits de contact :

	BACTÉRIES			RÉSULTATS CHIMIQUES		
				AMMONIAQUE		OXYGÈNE absorbé
	GÉLATINE	GÉLOSE	SPORES	libre	albumi- noïde	
Eau d'égout (fosse à sable).	50,0	43,0	31,0	gain 12	25	23
Effluent de fosse sep- tique	75.4	76,3	74,0	gain 40	45	38
Effluent de lit : Contact A.	92,3	91,2	95,8	perte 85	74	83
— B.	89,0	76,7	86,0	43	71	77
— D.	92,0	82,3	86,0	56	73	81
— F.	92,2	80,0	89,0	52	79	79
— G.	91,6	83,0	90,0	37	73	73

Pour les lits à percolation, la réduction des bactéries est comparable à celle des lits de contact, mais elle est beaucoup plus importante que celle du lit de contact donnant les meilleurs résultats. D'après la composition de l'effluent de la fosse septique, l'auteur a obtenu les nombres suivants :

	RÉDUCTION 0/0 DES BACTÉRIES		ÉPURATION 0/0		
			AMMONIAQUE		OXYGÈNE absorbé
	à 22°	à 37°	libre	albuminoïde	
Lit à percolation . .	93,4	96	71,5	51	63
Lits de contact. . .	69	63	89	53	72

Ces résultats montrent que la réduction des bactéries n'est pas une mesure de l'épuration chimique quand les procédés sont différents. Au contraire, si l'on compare des lits de contact formés de matériaux différents, mais utilisés de la même façon, les résultats chimiques et bactériologiques sont analogues, comme nous l'avons vu plus haut.

2ᵉ PARTIE. — *Étude de la dénitrification.* — On sait que les nitrates, au contact de certains composés organiques, sont détruits avec dégagement d'azote gazeux ou d'oxydes gazeux d'azote : c'est ce qu'on appelle la *dénitrification* (¹).

En 1904, *Letts* a montré que lorsqu'on ajoute du nitrate de potasse (25 milligr. d'azote nitrique par litre) à un effluent de fosse septique, tout le nitrate disparaît en 24 heures, et, dans quatre expériences sur huit, il a retrouvé la quantité théorique d'azote sous la forme d'azote gazeux ou d'oxyde, ce dernier est faible en proportion seulement. Dans une expérience pour laquelle il se servit d'effluent de fosse septique filtré à la bougie de porcelaine, il n'obtint pas de disparition de nitrates. Il trouva aussi que, si l'on mélange en parties égales de fosse septique et l'effluent de lit bactérien à percolation, les nitrates disparaissent en un ou deux jours. Il lui apparut que cette décomposition peut être plus rapide si les effluents mélangés étaient traités dans un lit de contact. Pour cette raison, *W. Mair* construisit les *lits dénitrifiants* qui ont été indiqués plus haut, et il fut trouvé que dans ces lits les nitrates disparaissaient après trois heures de contact.

C'est pour étudier l'action biologique de la dénitrification indiquée par l'expérience de *Letts* avec les effluents filtrés à la bougie que *Mair* a entrepris ces recherches.

Après avoir vu que la dénitrification est plus rapide à mesure que la température s'élève, ce qui montre que les agents en sont les microbes, *Mair* a isolé un certain nombre de bactéries dénitrifiantes. Les unes, les bactéries *dénitrifiantes vraies*, donnaient un dégagement d'azote gazeux, les autres, qu'il appelle *Bacillus hyponitrosus*, ne donnaient pas de dégagement d'azote gazeux mais de l'ammoniaque.

Les bactéries dénitrifiantes sont essentiellement aérobies ; cependant elles peuvent vivre dans des conditions anaérobies en présence de nitrates dont elles empruntent l'oxygène. D'un autre côté, avec une très bonne aération, ces bactéries vivent sans attaquer les nitrates.

W. Mair a estimé le nombre de bactéries dénitrifiantes par

(¹) Selon GRIMBERT (*Bulletin de l'Institut Pasteur*, 15 décembre 1904), les bactéries dénitrifiantes se divisent en deux groupes : 1° les *bactéries dénitrifiantes vraies*, qui attaquent directement le nitrate en dégageant de l'azote ; 2° les *bactéries dénitrifiantes indirectes*, qui n'attaquent les nitrates que par l'intermédiaire des substances amidées avec, vraisemblablement, le concours des acides.

deux méthodes. La première consistait à ensemencer 1 centimètre cube de dilutions successives de l'eau dans une solution de peptone contenant 20 milligrammes de nitrate de potassium par litre et, après incubation de trois ou quatre jours, il recherchait les nitrates. Dans la deuxième, il ensemençait avec 1 centimètre cube les mêmes dilutions des tubes à fermentation de *Durham* contenant un bouillon à 0,25 pour 100 de nitrate. Le dégagement de gaz indiquait la décomposition des nitrates. Ces deux méthodes ne donnent pas les mêmes résultats, car dans la première les nitrates peuvent être réduits en nitrites seulement, ce qui n'est pas le fait de bactéries dénitrifiantes vraies.

L'exemple suivant montre ces différences en même temps que la fréquence de ces bactéries :

	DILUTIONS				
	$\frac{1}{10}$	$\frac{1}{100}$	$\frac{1}{1000}$	$\frac{1}{10.000}$	$\frac{1}{100.000}$
1re Méthode.					
Effluent de fosse septique.	—	+	+	+	pas de culture.
— de lit percolateur.	+	+	0	0	id.
— — dénitrifiant .	—	+	+	0	id.
— — —	—	+	+	0	id.
2e Méthode.					
Effluent de fosse septique.	—	+	+	0	
— de lit percolateur.	0	0	0	pas de culture.	0
— — dénitrifiant .	—	+	0	id.	pas de culture.
— — —	+	0	0	id.	id.

Le signe + indique la disparition de la réaction des nitrates ou la formation de gaz; le signe 0 indique que les nitrates persistent et qu'il ne se dégage pas de gaz; le signe — que l'essai n'a pas été fait.

Il est à remarquer que l'effluent du lit percolateur contient encore des bactéries dénitrifiantes, bien que, si on le met à l'incubation, la quantité de nitrates qu'il contient ne diminue pas [1]. On peut expliquer ce fait parce que l'effluent de ces

[1] Nous avons noté souvent, au contraire, une augmentation des nitrates dans les effluents des lits de *la Madeleine*.

lits ne contient plus assez de matières organiques pour assurer la vie des ferments dénitrifiants. En effet, un bacille dénitrifiant ensemencé dans l'effluent de lit percolateur filtré à la bougie, ne s'est pas développé; mais par l'addition d'une petite quantité de bouillon nutritif, la dénitrification apparut aussitôt.

En conclusion, il est probable que, dans les lits de contact, une proportion considérable de l'azote organique disparaît sous forme gazeuse, par suite de la nitrification suivie de dénitrification, et on peut se rendre compte de ce phénomène en comparant les effluents de lits à double contact et d'un lit à percolation. Dans les lits de contact, il disparaît environ 50 pour 100 de l'azote sous la forme gazeuse.

La proportion de nitrate trouvée dans un effluent n'est pas une indication précise de l'épuration, c'est plutôt la mesure de l'aération de l'eau épurée qui est importante.

On comprend par suite, pourquoi un effluent contenant une forte proportion de nitrates se putréfie moins facilement qu'un effluent moins riche en nitrates. Les bactéries dénitrifiantes empruntent aux nitrates l'oxygène nécessaire pour brûler les matières organiques comme dans les conditions de vie aérobie. Si on ensemence le *B. hyponitrosus* dans une solution de peptone et de nitrate, la peptone est transformée plus facilement en ammoniaque qu'en l'absence de nitrates, il ne se forme pas d'indol, produit typique de putréfaction; et aussi longtemps qu'il y a des nitrates on ne perçoit aucune odeur de putréfaction.

CHAPITRE VIII

NÉCESSITÉ DU CONTROLE DE L'ÉPURATION DES EAUX D'ÉGOUT MÉTHODES SIMPLES A ADOPTER

Aux termes des articles 21 et 25 de la loi du 15 février 1902 relative à la protection de la santé publique, le Conseil supérieur d'hygiène de France, les Conseils départementaux et les Commissions sanitaires doivent être consultés sur les projets d'assainissement et sur les dispositifs d'épuration d'eaux d'égout ou d'eaux-vannes ménagères ou industrielles.

Or, la plupart des projets d'assainissement et des dispositifs d'épuration récemment soumis à l'examen desdits Conseils ou Commissions, bien qu'établis en apparence conformément aux données scientifiquement admises, fournissent après leur réalisation des résultats défectueux et, loin d'améliorer les conditions de salubrité des localités et des cours d'eau, ils constituent au contraire de réels dangers pour la santé publique.

Il paraît donc indispensable d'imposer aux autorités sanitaires locales ou régionales l'obligation de contrôler fréquemment l'efficacité de l'épuration obtenue et d'interdire les déversements d'eaux d'égout ou d'eaux-vannes ménagères ou industrielles insuffisamment épurées, non seulement dans les cours d'eau, mais aussi à la surface du sol lorsqu'une nappe aquifère souterraine servant à l'alimentation de puits voisins est susceptible d'être contaminée.

Pour que ce contrôle soit pratiquement réalisable, il faut qu'il puisse être effectué par des moyens très simples. Il faut en outre que, tenant compte des circonstances ou des dispositions spéciales à chaque localité, les autorités sanitaires n'exagèrent pas les difficultés du problème à résoudre et sachent se borner à exiger que les eaux usagées soient rendues imputrescibles aux nappes souterraines ou aux cours d'eau. Il serait évidemment déraisonnable d'imposer aux municipalités ou aux industriels l'obligation de rendre aux rivières ou aux fleuves une eau plus pure que celle qu'on peut leur emprunter.

*
* *

Quel que soit le procédé employé, on peut admettre que l'épuration est satisfaisante et que l'eau traitée peut être évacuée sans inconvénients quand elle ne renferme aucune matière en suspension susceptible de se déposer sur les bords ou dans le lit des rivières, ni aucune matière en solution capable, soit de fermenter en dégageant des gaz nauséabonds, soit d'intoxiquer les êtres vivants, animaux ou végétaux.

Il n'est pas possible d'établir des règles invariables basées sur des résultats d'analyses. Ceux-ci n'ont de valeur que pour déterminer le meilleur procédé à appliquer dans telle ou telle circonstance et pour comparer sur une même eau d'égout *avant* et *après* traitement, le degré d'efficacité du procédé choisi.

Hormis certains cas très exceptionnels, la *pureté bactériologique* ne saurait être exigée. On ne peut l'obtenir ni par l'irrigation intermittente sur sol nu ou cultivé, ni par les méthodes biologiques artificielles. Si les eaux d'égout épurées doivent servir à l'alimentation d'agglomérations urbaines en aval de leur point de déversement, il sera toujours nécessaire d'assurer leur purification complète par l'un quelconque des procédés de stérilisation applicables aux eaux de ruissellement.

Les eaux d'égout traitées par les méthodes biologiques artificielles renferment le plus souvent à leur sortie des lits bactériens un grand nombre de germes saprophytes qui jouent un rôle très actif dans les processus d'épuration. Ces germes s'éliminent d'eux-mêmes lorsque la matière organique a disparu : ils ne contribuent en aucune manière à polluer les rivières qui les reçoivent, et ils ne constitueraient une cause de souillure pour celles-ci que s'ils trouvaient dans l'eau de ces rivières un milieu organique favorable à leur multiplication.

En règle générale, on peut donc ne tenir aucun compte de leur présence lorsque l'eau épurée qui les véhicule ne renferme plus de substances organiques putrescibles et a subi une nitrification satisfaisante. Il est d'ailleurs facile de constater qu'ils n'accroissent pas l'impureté des rivières, en faisant la numération des germes contenus dans l'eau de ces rivières sur deux échantillons prélevés en plein courant, l'un en amont, l'autre en aval à quelques centaines de mètres du point de déversement.

L'élimination aussi complète que possible des matières en suspension est autrement importante : c'est elle surtout qu'il faut exiger. La *Commission royale anglaise* pour l'étude des procédés d'épuration des eaux d'égout fixe à $0^{gr},03$ pour 1000 (dont $0^{gr},02$ de matière organique et $0^{gr},01$ de substances minérales) le maximum de ces matières en suspension qu'on peut considérer comme tolérable. Nous proposons d'admettre cette limite qui, dans les installations d'épuration biologique convenablement aménagées, ne doit jamais être dépassée.

Il convient également d'attacher un grand intérêt à la détermination de la *putrescibilité* par l'épreuve très simple connue sous le nom de « test d'incubation » [1].

Cette épreuve consiste à prélever, dans un flacon stérile, après décantation ou filtration sur papier, un échantillon de l'eau supposée épurée. Le flacon, bouché à l'émeri, est conservé pendant 7 jours à l'étuve à la température de 30 degrés. On titre, avant et après cette « incubation », la quantité d'oxygène que l'eau est susceptible d'emprunter au permanganate de potasse en 4 heures [2].

Si cette eau contient des matières organiques putrescibles, les ferments qui la peuplent s'emparent d'abord de l'oxygène dissous, puis, lorsque celui-ci a été utilisé, ils décomposent les sels oxygénés, d'abord les nitrates, puis les sulfates. Avec ces derniers, ils forment par réduction des sulfures que révèle facilement leur odeur nauséabonde.

[1] Voir technique de cette méthode en appendice.
[2] Généralement, en Angleterre, ce test d'incubation se pratique en évaluant la quantité d'oxygène emprunté au permanganate en 3 minutes; on y ajoute alors une détermination spéciale de la quantité d'oxygène emprunté à froid au permanganate en 4 heures, et cette épreuve permet d'évaluer la quantité de matières organiques contenue dans l'eau. Nous estimons préférable de simplifier cette méthode par la détermination de l'oxygène emprunté à froid *en 4 heures* au permanganate *avant* et *après* 7 jours d'incubation à 30° C. Cette épreuve simplifiée permet d'obtenir les deux indications essentielles concernant la richesse approximative en matières organiques et la putrescibilité.

Un effluent convenablement épuré emprunte la même quantité d'oxygène au permanganate *avant* et *après* les 7 jours d'incubation à 30 degrés. Au contraire, un effluent putrescible contenant des composés avides d'oxygène, tels que l'hydrogène sulfuré, absorbe plus d'oxygène et les résultats de la détermination sont plus forts *après* qu'*avant* incubation.

La *Commission royale anglaise* indique justement que cette épreuve du « *test d'incubation* » fournit des données plus exactes sur un mélange, en *proportions correspondantes à leur volume respectif*, de l'eau épurée et de l'eau de la rivière qui doit recevoir celle-ci. Le but essentiel que l'on poursuit en l'effectuant est d'évaluer approximativement la quantité de matières organiques contenues dans l'eau. Mais il importe de se rappeler qu'il ne s'agit là que d'une approximation, car certaines substances parfois abondantes dans les eaux résiduaires industrielles, telles que les sulfures, les nitrites, les sulfocyanates, les phénols et leurs dérivés, les matières colorantes, etc... sont également capables de réduire le permanganate de potassium.

Pour apprécier si une eau d'égout traitée par filtration intermittente sur le sol ou sur des lits bactériens est suffisamment épurée, il n'est ordinairement pas indispensable de faire d'autres analyses. Il peut toujours être utile de doser, *avant* et *après épuration*, l'azote organique, l'ammoniaque, les nitrites et les nitrates; mais les éléments d'information qu'apporteront les résultats de ces analyses ne modifieront pas le jugement que le test d'incubation et la teneur de l'eau épurée en matières en suspension auraient permis de porter.

L'expérience montre en effet qu'il n'existe aucun rapport défini entre la proportion d'azote albuminoïde ou d'azote total et la quantité d'ammoniaque que peut contenir une eau épurée. En revanche, la détermination du taux d'ammoniaque et celle des nitrates fournissent une indication utile sur l'intensité des phénomènes d'oxydation qui s'accomplissent soit dans un champ d'épandage, soit sur un lit bactérien. Pour cette raison, il conviendra de ne pas les négliger.

En résumé, et bien que les études actuellement en cours sur les méthodes d'analyses des eaux d'égout ne permettent pas de préciser la nature des substances organiques contenues

dans ces eaux, nous estimons qu'on doit provisoirement admettre que l'*épuration est satisfaisante* :

1° *Lorsque l'eau épurée ne contient pas plus de* $0^{gr},03$ *de matières
en suspension par litre*;

2° *Lorsque après filtration sur papier la quantité d'oxygène que
l'eau épurée emprunte au permanganate de potassium en 4 heures
reste sensiblement constante avant et après 7 jours d'incubation à
la température de 30 degrés, en flacon bouché à l'émeri*;

3° *Lorsque avant et après 7 jours d'incubation à 30 degrés l'eau
épurée ne dégage aucune odeur putride ou ammoniacale*;

4° Enfin *lorsque l'eau épurée ne renferme aucune substance
chimique susceptible d'intoxiquer les êtres vivants, végétaux ou
animaux.*

Dans certains cas, on pourra tolérer l'évacuation d'un
effluent incomplètement épuré et légèrement putrescible,
lorsque cet effluent ne renfermera pas un excès de matières
en suspension et lorsqu'il sera déversé dans un cours d'eau à
grand débit (d'un volume au moins 50 fois plus considérable).
On s'assurera alors que l'eau de la rivière ou du fleuve a une
composition chimique et bactériologique sensiblement égale
dans les échantillons prélevés *en amont* et *en aval, à quelques
centaines de mètres du point de déversement.*

Rappelons en outre que, si parfaite que puisse être l'épuration réalisée par les procédés biologiques (lits bactériens ou
irrigation intermittente avec ou sans utilisation culturale), *on
ne doit jamais utiliser une eau d'égout épurée*, même très diluée,
*à des usages alimentaires, sans purification chimique ou filtration
préalable.*

Il est extrêmement désirable qu'avant d'être présenté à l'examen du Conseil supérieur d'hygiène publique de France, des
Conseils d'hygiène départementaux ou des Commissions
sanitaires, *chaque projet d'épuration soit étudié avec le plus
grand soin*, pour éviter les dépenses inutiles et l'adoption de
procédés ou de dispositifs non appropriés aux conditions
locales.

Il importe enfin que toutes les stations d'épuration d'eaux
d'égouts ou d'eaux résiduaires industrielles, susceptibles d'in-
téresser la santé publique, soient l'objet d'une surveillance
constante de la part des autorités sanitaires, lesquelles de-

vront s'assurer fréquemment de leur bon fonctionnement et
de leur état d'entretien.

*
* *

TECHNIQUE DU « TEST D'INCUBATION » OU INDICE
DE PUTRESCIBILITÉ

Les réactifs nécessaires pour employer cette méthode d'analyse sont :

1° Solution de permanganate de potasse contenant $0^{gr},395$
de permanganate par litre (1 c.c. de cette solution correspond
à $0^{mgr},1$ d'oxygène);

2° Solution d'acide sulfurique pur au cinquième en volume;

3° Solution d'iodure de potassium à 10 pour 100;

4° Empois d'amidon à 2 grammes par litre;

5° Solution titrée d'hyposulfite de soude. On dissout 7 grammes de ce sel dans un litre d'eau. Cette solution doit être pré-
parée de façon que 1 centimètre cube corresponde à 2 centimètres cubes de la solution de permanganate. Pour cela on
mélange 50 centimètres cubes d'eau distillée, 10 centimètres
cubes d'acide sulfurique diluée au 1/5 et 50 centimètres cubes
de la solution de permanganate. On ajoute alors goutte à
goutte la solution d'iodure de potassium jusqu'à ce que le
mélange ait la coloration jaune brun clair de l'iode. Au moyen
d'une burette graduée on verse la solution d'hyposulfite jusqu'à coloration jaune pâle. On ajoute quelques gouttes de
l'empois d'amidon et on continue à faire couler la solution
d'hyposulfite jusqu'à décoloration. Si la solution est exacte on
aura employé 25 centimètres cubes d'hyposulfite. Si l'on n'obtient pas ce résultat, on ajuste la solution par une dilution
convenable.

Cette solution est très altérable ; aussi doit-on en préparer
peu à l'avance et, en tout cas, la titrer chaque fois avant d'en
faire usage.

Technique de la méthode. — On mesure dans un matras
50 centimètres cubes de l'eau à analyser, préalablement bien
décantée ou filtrée sur papier; on ajoute 5 centimètres cubes
d'acide sulfurique au 1/5, puis 20 centimètres cubes ou davan-

tage de solution de permanganate. On abandonne le matras
pendant quatre heures à la température du laboratoire. Au
bout de ce temps on ajoute la solution d'iodure et on titre à
l'hyposulfite. En tenant compte du volume d'eau employé
(50 c.c.) 1 centimètre cube de la solution d'hyposulfite correspond à 4 milligrammes d'oxygène.

Il est nécessaire qu'il y ait toujours un excès de permanganate pendant les quatre heures et qu'après ce délai le mélange
soit encore nettement coloré en rouge.

Le titrage par la solution d'hyposulfite doit être effectué
aussitôt après l'addition de la solution d'iodure, pour éviter
les erreurs que produirait la mise en liberté d'une partie de
l'iode par l'acide sulfurique en solution.

L'analyse faite une première fois sur l'échantillon d'eau
après son prélèvement, est répétée sur le même échantillon
après qu'il a été conservé en flacon bouché à l'émeri pendant
sept jours à l'étuve à 50 degrés. Si l'eau est convenablement
épurée, la quantité d'oxygène empruntée au permanganate
avant et *après* incubation est sensiblement la même. Il y a lieu
de remarquer toutefois que certaines eaux épurées, non
putrescibles mais riches en nitrates et contenant encore des
matières organiques, peuvent absorber plus d'oxygène après
qu'avant incubation, par suite de la décomposition des nitrates
en nitrites. On doit donc toujours s'assurer si l'eau ne contient pas *après* incubation des quantités importantes de
nitrites.

⁎
⁎ ⁎

Méthode de Bonjean. — *Ed. Bonjean* a proposé récemment[1]
une méthode analogue à celle que nous venons d'exposer. Elle
repose sur la détermination des principes réducteurs (c'est-à-
dire le plus souvent les matières organiques putrescibles) au
moyen d'une solution d'iode.

En présence de certaines matières organiques telles que les
matières albuminoïdes, les peptones, les graisses, les huiles,
les tannins, etc., l'iode forme des combinaisons soit par juxta-

---

[1] *Revue pratique d'Hygiène municipale*, Bulletin technique, octobre 1908.

position, soit par substitution, dans lesquelles il est impossible de déceler directement sa présence. Ces matières organiques fixent ainsi des quantités d'iode variables avec la nature même de la substance et avec la température. C'est ainsi que les matières albuminoïdes fixent plus d'iode que les matières gélatineuses et que les quantités d'iode fixé sur les matières albuminoïdes sont plus élevées à chaud qu'à froid.

D'autre part, l'iode, en sa qualité d'oxydant, réagit en présence de l'eau sur les produits réduits, tels que l'hydrogène sulfuré, l'acide sulfureux, les sulfites, les sulfures et sulfhydrates, l'ammoniaque, les amines, etc..., en fixant l'hydrogène.

On voit d'après l'énumération des propriétés de l'iode, énumération que nous empruntons à *Ed. Bonjean*, que son action est identique à celle du permanganate de potasse.

Pour déterminer la quantité d'iode absorbé, on emploie les solutions suivantes :

a) Solution d'iode dans l'iodure de potassium renfermant $0^{gr},747$ d'iode par litre (1 centimètre cube correspond à $0^{mgr},1$ d'H^2S);

b) Solution d'hyposulfite de soude correspondant à la solution d'iode ;

c) Solution d'amidon.

On fait réagir à froid 10 centimètres cubes de la solution titrée d'iode sur 100 centimètres cubes d'eau, puis, après 10 minutes de contact, on évalue la quantité d'iode fixée au moyen de l'hyposulfite et de l'amidon.

Nous avons comparé les résultats obtenus par l'emploi de ces deux méthodes sur l'effluent des lits bactériens de la Madeleine. Nous avons déterminé l'oxygène absorbé en quatre heures, puis l'oxygène absorbé en 5 minutes avant et après incubation et enfin l'iode absorbé en 10 minutes avant et après incubation. Nous avons évalué l'iode absorbé en hydrogène sulfuré, car vu le titre de la solution d'essai, cette méthode d'évaluation doit être, supposons-nous, celle adoptée par *Ed. Bonjean*. Les résultats sont donnés, comme habituellement, en milligrammes par litre.

MOYENNES	OXYGÈNE absorbé EN 4 HEURES	OXYGÈNE absorbé EN 3 MINUTES		POUVOIR RÉDUCTEUR ÉVALUÉ PAR L'IODE et exprimé en hydrogène sulfuré	
		avant incubation	après incubation	avant incubation	après incubation
1ʳᵉ Semaine . . .	5,8	2,0	1,66	1,52	0,86
2ᵉ — . . .	6,7	2,0	1,7	0,98	0,77
3ᵉ — . . .	7,3	3,1	2 46	1,33	1,01

On voit que ces méthodes n'ont pas donné toujours des résultats rigoureusement comparables. Cependant, pour les déterminations après incubation, dans l'une comme dans l'autre, on peut constater une diminution notable.

Il ne nous paraît pas qu'on doive, actuellement du moins, préférer la méthode proposée par *Ed. Bonjean* aux méthodes au permanganate, pour cette raison surtout que ces dernières permettent de comparer les résultats obtenus avec ceux des installations anglaises. En outre, comme elles fournissent des nombres plus forts, elles rendent les écarts plus facilement constatables.

*
* *

DÉTERMINATION DE LA PUTRESCIBILITÉ DES EAUX RÉSIDUAIRES ÉPURÉES, PAR LA MÉTHODE DE R. WELDERT ET KATE ROHLICH ([1]).

La méthode employée le plus souvent pour la détermination de la putrescibilité des eaux résiduaires épurées par les procédés biologiques est celle de *Thumm*, qui consiste à rechercher, au moyen de papier d'acétate de plomb, la formation d'hydrogène sulfuré libre dans un échantillon d'eau maintenu pendant 10 jours à 22 degrés. Cette méthode a le grave inconvénient de demander un temps trop considérable; pendant la durée de la recherche, les cours d'eaux qui reçoivent les eaux épurées peuvent être contaminées fortement

([1]) *Mitth. aus der Königl. Prüfüngsanstalt für Wasserversorgung u. Abwässerseitigung zu Berlin*, 1907 *Heft* 10.

avant que l'analyse ait donné les indications nécessaires. En outre, l'emploi du papier d'acétate de plomb est peu commode.

Les auteurs ont avantageusement modifié cette méthode. La température d'incubation a été fixée à 37 degrés au lieu de 22 degrés; dans ces conditions, l'hydrogène sulfuré, reconnu au moyen de l'acétate de plomb, apparaît au bout de 24 heures dans les deux tiers des échantillons encore putrescibles, et au bout de 72 heures dans tous ces échantillons, tandis qu'il n'apparaît, à 22 degrés, que dans un dixième des mêmes échantillons au bout de 24 heures, et dans tous ces échantillons seulement au bout de dix jours. L'expérience est donc beaucoup plus rapide à 37 degrés.

Les auteurs ont constaté en outre que, pratiquement, on peut substituer à la recherche de l'hydrogène sulfuré libre, celle de l'hydrogène sulfuré total, libre et combiné, sans avoir rien à changer dans les conclusions pratiques à tirer de l'analyse.

Au lieu de la réaction à l'acétate de plomb, les auteurs emploient la réaction de *Caro* au *bleu de méthylène*. Cette réaction est basée sur ce fait que la *p–Amidodiméthylaniline (diméthyl-paraphénylènediamine)* en solution acide donne avec le perchlorure de fer en présence d'hydrogène sulfuré une matière colorante bleue, le bleu de méthylène. Cette réaction permet de retrouver jusqu'à 56 milligrammes d'hydrogène sulfuré par litre, et elle indique à la fois l'hydrogène sulfuré libre et l'hydrogène sulfuré combiné. Les auteurs emploient cette réaction de la façon suivante : on prépare une solution en dissolvant 1 gramme de p-amidodiméthylaniline dans 500 centimètres cubes d'acide chlorhydrique à 1,19 de densité ; on y ajoute 100 centimètres cubes d'une solution à 1 pour 100 de perchlorure de fer. Le mélange se colore légèrement en brun quand on le chauffe un peu, mais il reste clair et se conserve très longtemps si on a soin de le placer dans des bouteilles brunes et à l'obscurité. Le réactif s'utilise en faisant couler, dans 10 centimètres cubes d'eau à examiner, 5 centimètres cubes de réactif, et en agitant : la coloration apparaît aussitôt ou après quelques minutes. Elle est jaune verdâtre pour les doses de 0,5 à 1 milligramme d'hydrogène sulfuré par litre,

verdâtre pour les doses de 1 à 5 milligrammes, vert bleuâtre
pour les doses de 5 à 6 milligrammes, bleu-verdâtre pour les
doses de 6 à 125 milligrammes, et bleues pour les doses su-
périeures à 125 milligrammes.

En reprenant avec ce réactif la recherche de l'hydrogène
sulfuré dans les eaux résiduaires épurées et en plaçant les
échantillons à 37 degrés, les auteurs ont pu constater que
l'hydrogène sulfuré peut être décelé au bout de 24 heures
dans 98 pour 100 des échantillons putrescibles, tandis qu'il
faut attendre 72 heures si on fait la recherche à l'acétate de
plomb. La méthode permet donc d'avoir des résultats rapides
et exacts : il suffit de placer les échantillons à 37 degrés et de
les éprouver au bout de 24 heures au moyen de la réaction de
Caro.

CHAPITRE IX

L'évacuation des excreta et des eaux usées tient peu de place dans la préoccupation des indigènes; il n'en est pas de même des colons européens qui savent l'importance de la dissémination de ces matières dans la propagation des maladies infectieuses. Aussi l'attention des hygiénistes et des ingénieurs a-t-elle été attirée sur l'étude des conditions du traitement des eaux d'égout dans ces pays. C'est surtout à C.-C. James et Gilbert J. Fowler que nous sommes redevables de travaux importants sur ce sujet dans l'Inde

Dans les villages indigènes où les habitations sont éparses, la méthode primitive d'évacuation des excreta et des eaux usées est seule employée. Il en résulte alors une fréquente contamination des eaux de boisson et l'extension des épidémies.

Lorsque les villages sont plus importants, les excreta sont recueillis dans des fosses et transportés sur les champs cultivés dans des tranchées souvent trop profondes. Si le sol est poreux les causes de contamination peuvent être en partie évitées par suite de l'épuration relativement rapide des eaux.

Lorsque la ville est assez grande et qu'elle possède un réseau d'égouts, on ne pourra y permettre l'évacuation de tous les excreta par le tout à l'égout que si l'eau est abondante,

[1] Major Ernest Roberts, Scientifics memoirs by Medical officers of the Army of India, Part. XII, 1901.

C.-C. James, Oriental Drainage. a guide to the collection removal and disposal of sewage in Eastern Cities. Bombay. Times of India, 1902.

Gilbert Fowler. The treatment of sewage under tropical conditions, Rapport au XIVe Congrès international d'Hygiène, Berlin, 1907.

Sewage disposal in India, The Sanitary Record, 15 août 1908, d'après le British Medical Journal.

car la stagnation de ces matières dans les égouts créerait, par des températures élevées, une situation bien plus dangereuse que leur transport dans les champs cultivés.

L'évacuation des eaux d'égout dans les rivières ou à la mer présente le plus souvent de grands dangers surtout dans les pays, comme l'Inde, où certains fleuves sacrés servent pour y puiser l'eau de boisson et s'y baigner. Aussi sera-t-il le plus souvent utile d'épurer ces eaux d'égout.

Dans les pays tropicaux les conditions locales sont très différentes de celles rencontrées en Europe. Il faut y tenir compte de la température, de la quantité d'eau consommée par habitant, de la nourriture et des coutumes des indigènes.

Si l'on écarte les cas extrêmes, la température maxima sous les tropiques est de 8 degrés supérieure à la température maxima dans l'Europe occidentale; par contre la température minima est de 18 degrés supérieure à la température minima européenne. On se trouve donc presque toujours dans les conditions les plus favorables aux fermentations microbiennes, ce qui peut faciliter grandement l'épuration, mais aussi causer des insuccès si ces fermentations sont mal conduites.

La consommation d'eau dans ces contrées est généralement beaucoup plus faible qu'en Europe. Dans l'Inde elle varie de 13 à 45 litres avec une moyenne de 22 litres par habitant, tandis qu'on compte plus de 100 litres par habitant en Angleterre.

Il y a lieu aussi de signaler les pluies torrentielles qui sont fréquentes à certaines époques de l'année.

La composition des eaux d'égout étant fonction de la nourriture des habitants, il faut donc connaître le genre de vie des indigènes. Leur régime est surtout végétarien; aussi les eaux-vannes contiennent-elles moins d'azote qu'en Europe; de plus les urines, répandues un peu partout, s'y mêlent peu. Les eaux d'égout contiennent aussi moins de savons et de graisses car les ablutions et le lavage des vêtements se font dans les rivières ou les mares; même lorsque des lavoirs spéciaux existent, la consommation de savon est plus faible en Europe. Ces conditions sont telles que l'eau d'égout, qui paraît très chargée si on ne tient compte que de la dilution, est moins

difficile à épurer qu'une eau d'égout européenne de concentration correspondante.

G. Fowler a donné les analyses comparatives de deux eaux :
eaux d'égout l'une de l'Inde, l'autre d'Europe, également
diluées au taux de 22 litres 7 par habitant. (Les résultats sont
exprimés en milligrammes par litre.) Nous les reproduisons
ci-après :

	Inde.	Europe.
Oxygène absorbé en 4 heures.	417,1	313,0
Azote ammoniacal	29,1	179,8
— albuminoïde	61,9	51,7
— organique (moins albuminoïde). .	107,7	156,2
Chlore.	93,0	262,0
Résidu sec	2560,0	2060.0
Soufre	20,5	32,2

Dans les pays tropicaux où le climat est sec et où les pluies
ne sont pas abondantes, *l'épuration terrienne* donne de bons
résultats. Il faut pour cela que la terre soit poreuse; les sols
argileux ne doivent pas être utilisés. Le sol doit être drainé et
les drains placés à une profondeur qui n'excèdera pas 1 m. 10.
Ils seront suffisamment recouverts pour que l'eau d'égout ne
s'y infiltre pas directement. Lorsque la terre est cultivée, elle
doit être labourée et retournée soigneusement après chaque
récolte pour faciliter l'aération. Pour cette raison, on doit
éviter les mauvaises herbes et tout ce qui peut colmater la
surface du sol. Dans les conditions avantageuses on peut
traiter 336 mètres cubes par hectare et par jour. Pour l'irrigation culturale il faut prévoir 4047 mètres carrés de terres
pour 100 habitants; pour la filtration intermittente sur sol
non cultivé, cette surface peut suffire pour traiter les eaux
d'égout de 500 habitants.

Comme cela a été déjà reconnu utile en Europe, il est
recommandable de faire subir aux eaux d'égout un premier
traitement en fosse septique avant de les épurer par le sol : on
évite ainsi le colmatage des billons et la stagnation des eaux.

Les *procédés artificiels d'épuration* expérimentés dans l'Inde
depuis 10 ans ont été étudiés par *C.-C. James* puis par
G. Fowler.

Il faut d'abord rejeter, dans le traitement préliminaire, la précipitation chimique, car les produits employés y sont souvent coûteux et le transport de grandes quantités de boues n'est pas sans danger.

C.-C. James a fait construire une *fosse septique* au *Leper's Asylum* de *Matunga*. Avec des eaux plus diluées, il est vrai, que la plupart des eaux d'égout de l'Inde, il a obtenu une dissolution très importante des matières en suspension (environ 75 pour 100). Toutes les eaux usées de 400 personnes, soit environ 91^{m3} par jour, séjournaient 8 heures dans la fosse septique ouverte.

En 8 ans on n'a dû effectuer que 3 dragages de la fosse, le premier seulement après 3 ans. La comparaison de la composition des boues fraîches et des boues ayant séjourné en fosse septique donne les résultats intéressants que voici :

	Boues fraîches.	Boues septiques.
Matières organiques.	86 0/0	28 0/0
— minérales.	14 0/0	72 0/0

On a donc obtenu dans l'Inde une meilleure dissolution des boues avec un séjour de 8 heures des eaux dans la fosse, qu'en Angleterre avec le séjour de 24 heures. Ces constatations montrent l'activité des fermentations aux températures élevées.

D'après *G. Fowler*, lorsque les eaux sont plus chargées que celles qui ont servi aux expériences de *C.-C. James*, la durée de séjour doit être prolongée et avec des eaux correspondant à un volume de 22 litres 7 par habitant et par jour, il faut construire une fosse dans laquelle les eaux séjournent 3 jours.

G. Fowler a donné les principes de construction de fosses septiques pour traiter les matières excrémentitielles. Il faut que toutes les matières solides soient retenues dans le premier compartiment de la fosse où elles sont décomposées et liquéfiées, tandis que la partie liquide passe sans former de courants dans les autres compartiments dans lesquels elle abandonne les matières non dissoutes. Il est préférable de couvrir les fosses en ménageant des regards de visite.

Comme la venue des eaux n'est pas constante dans les 24 heures, on doit les retenir dans un bassin spécial pendant les heures de grande venue et les laisser écouler pendant le reste du jour, de façon qu'il y ait un écoulement régulier dans la fosse et un égal déversement sur les lits bactériens.

La fosse sera rectangulaire, d'une longueur au moins égale à 6 fois sa largeur et d'une profondeur moyenne de 1^m,80 avec légère pente pour l'évacuation des boues vers une ouverture fermée par une vanne à l'entrée et à la sortie de la fosse.

A l'entrée de la fosse on établira un premier compartiment d'une capacité égale au 1/8 de la capacité totale de la fosse, formé par un mur dont les 2/3 inférieurs seront percés de trous. De cette façon, les matières solides formeront une masse flottante à la surface de ce compartiment, et les liquides s'écouleront par les trous dans la partie principale de la fosse. Le fond de ce compartiment sera en pente régulière vers un orifice d'évacuation des boues fermé par une vanne. Une ouverture identique sera aménagée à l'extrémité de la fosse du côté de la sortie des eaux.

L'effluent de la fosse sera évacué par 5 tuyaux équidistants encastrés dans la paroi au premier tiers environ de la hauteur minima du liquide. L'écoulement sera réglé de telle sorte que, même aux heures de grande venue d'eau, la quantité d'effluent ne soit pas supérieure à celle qui peut être traitée avec efficacité par les lits.

C.-C. *James* a montré que les fermentations dans ces fosses dégageaient de grandes quantités de gaz combustibles dans les pays chauds. Voici la composition de ces gaz d'après:

	C.-C. JAMES.	G. FOWLER.
Acide carbonique	5 à 16 0/0	0,5 à 4,7 0/0
Méthane.	24 à 52 0/0	46,5 à 47,0 0/0
Hydrogène	12 à 20 0/0	2,1 à 5,1 0/0
Azote.	48 à 60 0/0	56,0 à 57,3 0/0
Oxygène.	néant.	8,9 à 9,3 0/0

Il y a lieu de faire remarquer que les analyses ne sont pas tout à fait comparables, car dans les expériences de *James* l'eau d'égout était plus diluée, en plus grand volume, et elles contenaient un mélange de toutes les eaux usées, tandis que celles de *Fowler* portaient sur des eaux plus concentrées, traitées comme il a été dit plus haut et ne contenant que des excreta. Ces gaz sont très combustibles, mais la grande quantité d'acide carbonique qu'ils contiennent obligerait à les traiter par la chaux avant leur utilisation.

D'après *James*, l'eau d'égout provenant de 430 personnes peut donner 81 à 108 litres de gaz par habitant et par jour, avec une évacuation de 136 litres d'eau par habitant et par jour, et un séjour de 8 heures des eaux en fosse septique.

Pour la récolte des gaz on transforme la partie principale de la fosse, à l'exclusion du premier compartiment, en gazomètre, et on les extrait sous pression réduite. En ne recueillant pas les gaz du compartiment d'entrée on réduit au minimum la proportion d'azote.

Lorsqu'on met en service une fosse, on y déverse, si cela est possible, de la boue liquide provenant d'une fosse en bonne activité, de façon à avoir sur le fond une couche d'environ 25 millimètres ; puis on remplit la fosse avec de l'eau propre. On y admet alors les eaux vannes seulement peu à peu, en commençant par le tiers du volume à traiter pour n'arriver au volume total qu'au bout de 3 mois. On examine pendant ce temps si le fonctionnement est satisfaisant soit par des analyses, soit par l'aspect et la quantité du dépôt de boues. Lorsqu'il y a plus de 30 centimètres de boues à l'extrémité de sortie de la fosse il y a lieu d'en évacuer la plus grande partie. Il en est de même pour le compartiment d'entrée.

L'effluent de fosse septique est facilement épuré par le traitement terrien, il peut l'être aussi sur les lits bactériens, de préférence sur les lits à percolation.

Il se présente aussi des cas où la quantité d'eau à épurer varie dans de très grandes proportions, par exemple lorsqu'il s'agit des écoles à cause des vacances, des camps militaires, des refuges de pèlerins, etc... *James* a montré qu'alors on pouvait obtenir de bons résultats, pendant les périodes plus ou moins longues de surproduction, en traitant les eaux brutes sur des lits bactériens à percolation dont la partie superficielle est composée de gros matériaux pour retenir les matières solides, que l'air, la lumière, les actions microbiennes et les humidifications fréquentes désagrègent et décomposent rapidement. Pendant les périodes de non fonctionnement, il est nécessaire que les lits soient maintenus humides par de fréquents arrosages.

Selon le *Major Ernest Roberts*, les eaux doivent être traitées d'abord dans des fosses septiques ou par filtration de bas en haut, puis par lits bactériens et enfin par irrigation sur la terre arable.

Il faut prévoir les circonstances où il peut y avoir danger de contamination microbienne par le rejet des effluents épurés dans les cours d'eau ; on doit alors les stériliser. *G. Fowler* recommande l'emploi du chlorure de chaux, qui, dit-il, ne peut être nuisible aux poissons, si on prend la précaution de retenir les eaux traitées pendant 2 heures dans un bassin. Le soleil a vite fait disparaître tout le chlore actif.

On a fait dans l'Inde un certain nombre de petites installations de traitement des eaux vannes et, dans la plupart des cas, l'épuration a été inférieure à celle obtenue en Angleterre. Heureusement, presque partout, on pouvait disposer de terrains suffisants pour parfaire l'épuration. Avec ce double traitement on obtient l'élimination de 90 à 99 pour 100 des bactéries intestinales. Les imperfections biologiques de ces installations peuvent être attribuées surtout aux conditions défectueuses de fonctionnement dues au manque de surveillance, et à la grande concentration des eaux à traiter. De plus, dans quelques cas, le volume des eaux et leur composition ont subi des variations qui n'avaient pas été prévues.

Les difficultés rencontrées dans le traitement biologique des eaux vannes résultent généralement de vices de construction des lits bactériens. L'épuration par ces derniers permet d'obtenir un effluent d'une grande pureté chimique, mais ne donne pas une sécurité absolue en ce qui concerne la dissémination des maladies infectieuses. Par le passage des eaux dans les fosses septiques couvertes on obtient la destruction des matières solides et l'effluent peut être utilisé en irrigation sur le sol, sans subir de traitement sur lits bactériens. La suppression de ces lits simplifierait beaucoup le problème de l'épuration en diminuant le coût de l'installation et en réduisant la surveillance. Des essais entrepris dans l'Afrique du Sud (Hôpital de *Pretoria*), basés sur cette méthode de traitement, ont donné de bons résultats sans causer aucune nuisance. Mais une autre installation à *Pretoria*, construite par l'administration militaire, a donné de mauvais résultats et on a reconnu que les fosses septiques étaient de capacité trop réduite.

Rappelons en terminant que, lorsqu'il s'agit d'épurer les eaux d'égout en pays chauds, quelle que soit la méthode employée, on doit se préoccuper d'éviter avec le plus grand soin la pullulation des mouches et des moustiques dont le rôle est capital dans la propagation d'un grand nombre de maladies contagieuses, microbiennes ou parasitaires (paludisme, fièvre jaune, choléra, dysenterie, vers intestinaux, etc...). Il importe donc au plus haut point, soit de garnir la surface des fosses septiques ouvertes et leurs canaux de déversement avec des grillages en toile métallique fine, soit de retenir constamment, au moyen de lames plongeantes, sur l'eau de ces fosses et de ces canaux une mince couche d'huile minérale ou de pétrole brut. Les lits bactériens ou les terrains d'épandage devront être éloignés d'au moins 300 mètres de toute habitation et entourés d'arbres et d'arbustes à feuillage dense. Enfin, dans les villes et dans chaque immeuble, les regards de visite des égouts et les tuyaux d'aération seront également protégés par des toiles métalliques fines.

CHAPITRE X

ÉPURATION DES EAUX RÉSIDUAIRES D ABATTOIRS

Parmi toutes les eaux résiduaires, celles des abattoirs et surtout des petits abattoirs sont des plus difficiles à traiter; l'épuration en est possible, mais, pour la réaliser, il faut tenir compte d'un ensemble de circonstances locales des plus variables.

En effet, la composition de ces eaux varie d'une façon considérable avec la quantité d'eau consommée par les bouchers, suivant que cette eau est mise à leur disposition facilement, à robinet ouvert, ou difficilement, par pompage. Elle varie aussi suivant le soin apporté par les opérateurs à écarter tous les résidus solides, contenu des intestins, estomacs, débris de viande, de graisses, etc., à recueillir le sang et au lavage des tripes. On voit donc que les eaux seront plus ou moins chargées et par suite les méthodes d'épuration qui pourront être proposées devront, si on veut les généraliser, être susceptibles de s'accommoder à ces variations.

De plus, dans les petits abattoirs ruraux, l'abattage ne se fera que pendant un ou deux jours par semaine, et pendant quelques heures par jour. On aura donc, pendant un temps très court, à traiter des eaux le plus souvent très polluées.

Les eaux résiduaires d'abattoirs sont des dilutions plus ou moins grandes du sang, de l'urine et des matières excrémentitielles des animaux abattus. A la campagne, ces eaux devront le plus souvent être évacuées dans des fossés, à pente très faible et ordinairement assez mal entretenus, où elles stagneront et, en se putréfiant très rapidement, répandront des odeurs nauséabondes, ou bien s'infiltreront dans le sol en contaminant les nappes aquifères sous-jacentes.

On pourrait recommander de les utiliser pour la fertilisa-
tion des terres, car ces eaux représentent à peu près le purin
plus dilué et sont un engrais de premier ordre. Mais la difficulté de les éloigner très rapidement des abattoirs à toute
époque de l'année, à moins de les emmagasiner dans des
citernes très grandes et par suite très coûteuses, fera renoncer
le plus souvent à cette utilisation et on préférera employer
une autre méthode applicable à tout moment. Cependant,
lorsque les circonstances permettront l'épandage de ces eaux
sur les terres, il sera toujours indiqué de prévoir un bassin
de décantation à la sortie des abattoirs, de façon à éviter le
colmatage trop rapide des sillons et l'envasement des canaux
de distribution.

Les procédés biologiques d'épuration des eaux d'égout
seront souvent inapplicables, principalement pour deux rai-
sons : ces procédés permettent l'épuration des eaux seulement lorsque la matière organique ne dépasse pas une certaine quantité : or lorsqu'il y a pénurie d'eau ou difficultés
dans son emploi, les eaux résiduaires des petits abattoirs
ruraux sont trop chargées. D'un autre côté, comme nous l'a-
vons dit plus haut, l'abattage ne se fait que pendant un ou
deux jours par semaine. Or, dans les procédés biologiques artificiels les eaux sont reçues dans des bassins appelés fosses
septiques où elles séjournent un certain temps qu'on admet
être environ 24 heures. Lorsque les eaux y séjournent plus
longtemps, les fermentations actives dans ces fosses poussent
si loin la désintégration des matières organiques que le liquide
qui en sort, par suite d'un afflux de nouvelle eau à traiter,
répand, lorsqu'il est distribué sur les lits bactériens pour y
être épuré, des odeurs très désagréables qui suscitent les
réclamations des propriétaires voisins. De plus, il a été
remarqué que les eaux ayant séjourné longtemps en fosse
septique s'épurent plus difficilement que celles n'y ayant passé
que le temps voulu.

Il est cependant indispensable d'épurer le mieux possible
ces eaux, et les pouvoirs publics mettront toujours cette obligation de l'épuration dans les conditions de l'arrêté d'autori-
sation d'établissement d'abattoirs.

Pour épurer les eaux résiduaires d'abattoirs, il faut d'abord en séparer autant que possible les matières en suspension. La sédimentation par repos, ou celle par écoulement ralenti, n'est pas applicable à ces eaux, car elles entraînent de grandes quantités de composés organiques très légers, sang coagulé principalement, qui se déposent difficilement. La précipitation chimique, au contraire, entraîne mécaniquement toutes ces matières et même dans certains cas une partie des matières en solution.

Pour obtenir la précipitation, *on ne peut pas employer la chaux*, car elle donne lieu à des dégagements d'ammoniaque et d'autres produits à odeurs très désagréables.

Le *sulfate ferrique*, seul ou associé au *sulfate d'alumine* (*alumino-ferric ou ferrozone*), est le précipitant de choix pour les eaux d'abattoirs. En additionnant ces eaux d'une quantité convenable de ce sel, on obtient un précipité abondant qui entraîne les matières en suspension, coagule le sang et les matières albuminoïdes, et désodorise les eaux. L'effluent, après bonne décantation, est clair, décoloré et à peu près inodore. La proportion de sel à ajouter pour obtenir une bonne précipitation varie, pour une eau de composition déterminée, entre certaines limites; les quantités trop faibles ne donnent lieu à aucune précipitation, et un excès de sel peut redissoudre une partie du précipité. Les proportions nécessaires seront déterminées par l'expérience. Elles seront d'autant plus grandes que la pollution est plus importante; mais nous ne pensons pas qu'on doive employer moins de 1 kilogramme par mètre cube d'eau.

Le meilleur mode d'emploi du sulfate ferrique est d'en faire une solution à un titre connu, qu'on fait écouler dans l'eau résiduaire en proportion déterminée avec le volume de cette dernière. Ceci peut se faire dans une grande installation où l'écoulement des eaux est ou peut être rendu relativement constant. Pour les abattoirs ruraux, l'écoulement des eaux étant très intermittent, nous conseillons plutôt l'emploi du sel à l'état solide. Voici comment on pourrait comprendre le traitement des eaux.

Toutes les eaux usées, *à l'exclusion des eaux de pluie*, seront collectées dans un caniveau qui aboutira à une série de grilles qui retiendront les matières en suspension volumineuses,

puis à une petite chambre dans laquelle on disposera un
panier à fond perforé. Dans ce panier on placera le sulfate
ferrique (qui devra être aggloméré en briquettes ou en gros
morceaux ne se délitant pas trop rapidement) en quantité suffisante pour traiter les eaux pendant un temps déterminé. Les
eaux, en traversant ce panier, dissoudront le sel en proportion de leur volume, et tomberont dans un autre caniveau
placé en contre-bas, qui sera pourvu soit de chicanes, soit
de cascades, de façon à bien mélanger les eaux. Puis celles-ci
seront évacuées dans un bassin de décantation.

La décantation peut se faire par repos, et c'est la plus
efficace : pour cela le bassin sera suffisamment grand pour
recueillir toutes les eaux écoulées pendant une journée. Le
lendemain, par un dispositif approprié (siphon ou tuyau
souple à flotteur), on décantera le liquide clair surnageant.
On peut aussi obtenir la décantation par écoulement continu
mais ralenti ; les eaux cheminant très lentement dans ce bassin
y abandonneront les matières précipitées. Dans ce dernier cas
il est utile de mettre, à l'extrémité du bassin, une chicane de
surface formée d'une simple planche de bois goudronné plongeant de 10 à 20 centimètres dans le liquide, pour arrêter les
matières flottantes. Ces bassins auront le fond disposé en
pente allant de la sortie vers l'entrée, pour permettre l'accumulation des boues en un endroit d'où on les pompera chaque
semaine pour les transvaser dans un autre bassin ou pour les
utiliser immédiatement comme engrais en les transportant sur
les terres.

Les eaux résiduaires d'abattoirs ainsi traitées donneront le
plus souvent un effluent qui ne sera pas complètement épuré,
car il renfermera encore quelques composés organiques et de
l'ammoniaque. Cet effluent pourra être plus facilement traité
en irrigation culturale, principalement dans les prairies.
Lorsque la situation des abattoirs le permettra ou lorsque
l'effluent devra être évacué dans un cours d'eau très propre,
il est à recommander de parfaire l'épuration par le traitement
sur les lits bactériens aérobies où la matière organique et
l'ammoniaque seront oxydées. L'effluent sera alors rendu
imputrescible. Pour cela nous pensons qu'il sera utile d'établir, à la sortie du bassin de décantation, un bassin régulateur

qui permettra la distribution sur les lits bactériens, à intervalles réguliers et convenablement espacés. Lorsque le lit bactérien est bien établi, l'entretien et la surveillance sont réduits au minimum.

Il reste à prévoir le cas où un animal atteint de maladie contagieuse sera abattu avant l'arrivée du vétérinaire inspecteur. Les eaux résiduaires devront alors être désinfectées avant d'être employées en irrigation culturale ou même avant traitement dans les lits bactériens. Cette désinfection pourra se faire facilement et à peu de frais s'il y a un bassin de décantation par repos. Il suffira d'ajouter au mélange des eaux résiduaires déjà traitées par le sulfate ferrique, environ 1 kilogramme de chlorure de chaux par mètre cube d'eau (le chlorure de chaux étant dissous préalablement dans un baquet) et de bien brasser le mélange. La décantation faite le lendemain donnera un liquide pratiquement stérile. Il n'y a pas lieu de craindre l'effet nuisible sur les terres du chlore actif qui pourrait persister dans les eaux ainsi épurées, car il en restera certainement très peu après un séjour aussi prolongé en présence de matières organiques.

Dans ce qui précède, nous avons envisagé les abattoirs comme établissements isolés, mais il pourra se présenter des cas où l'assainissement de la localité où ils sont installés, sera possible à peu de frais. Les eaux résiduaires des abattoirs seront alors admises dans les égouts et s'y mélangeront avec toutes les eaux usées de la commune — et le tout sera épuré par les procédés biologiques (¹).

(¹) Voir IMBEAUX et ROLANTS, *Hygiène rurale*, p. 205, Paris, Baillière, 1907; CALMETTE, *Recherches sur l'épuration biologique des eaux d'égout*, Paris, Masson, t. I, II et III.

CHAPITRE XI

Il est très regrettable qu'en France les villes négligent le plus souvent les intérêts de leurs habitants au point de ne se préoccuper des questions sanitaires de toute première importance, comme l'évacuation et l'épuration des eaux d'égout, que lorsque le pouvoir central, ému de leur insalubrité, les met en demeure d'étudier et d'exécuter un projet.

Et comme des considérations de toutes sortes font que cette mise en demeure ne peut être qu'exceptionnelle, il en résulte que le nombre des agglomérations urbaines actuellement pourvues d'un réseau d'égout complet, même sans épuration, est extrêmement restreint.

Si l'on excepte *Paris*, les seules villes dont les eaux-vannes soient épurées sont *Reims* par épandage et *Toulon* par le système biologique artificiel.

Toulon a adopté les lits bactériens à double contact avec fosse septique couverte. L'installation faite avec grand soin par *M. Valabrègue* pour le compte de la ville est très satisfaisante et peut être citée comme un modèle, malgré quelques défectuosités faciles à corriger d'ailleurs et qui sont inhérentes à l'emploi d'appareils spéciaux pour la vidange automatique des lits. Nous l'avons décrite en détail dans le vol. III de ces recherches (p. 171); nous n'y reviendrons pas.

Les seuls projets importants qui aient été définitivement adoptés ou en cours d'exécution en 1908 sont ceux de *Mesly-Créteil* pour le département de la Seine, de *Villeneuve-Saint-Georges*, de *Lille* et de *Privas*.

La station d'épuration de *Mesly-Créteil*, construite sur les plans de M. l'ingénieur des Ponts et Chaussées *Mahieu* sous

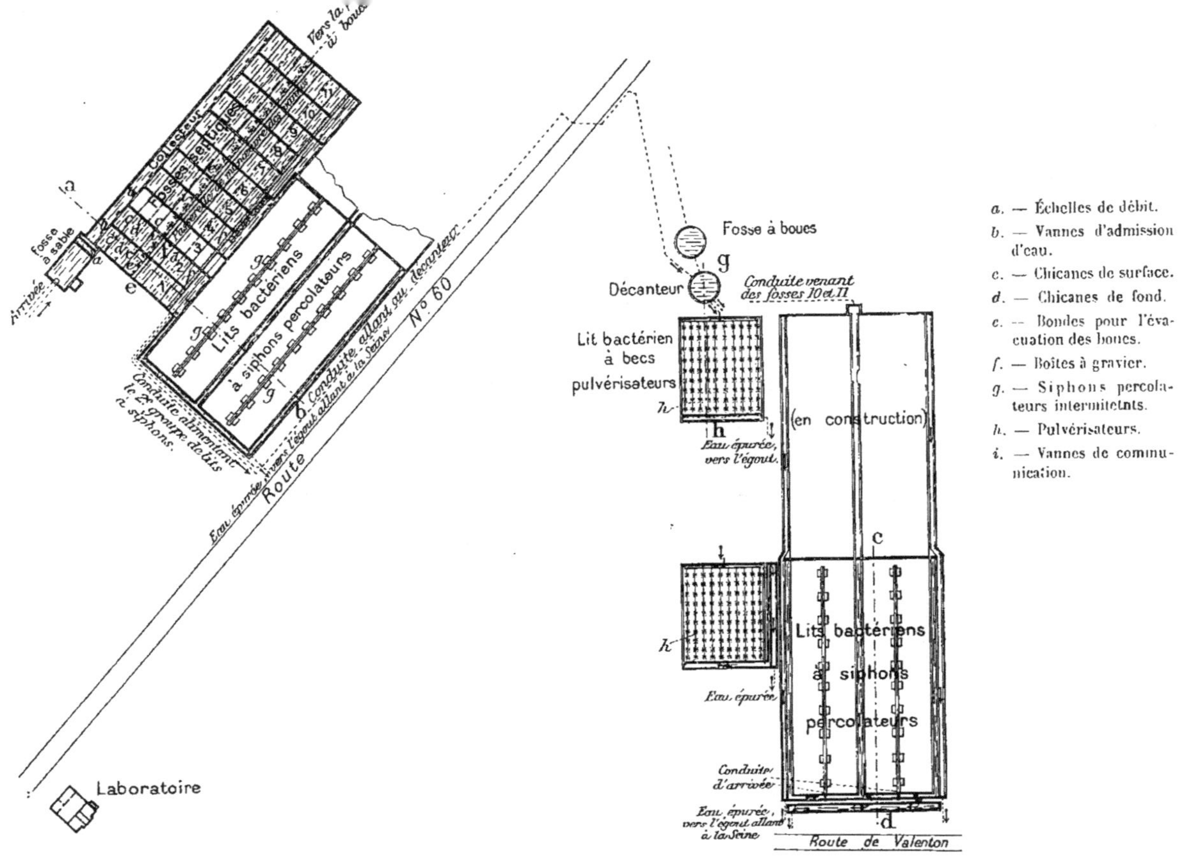

Planche III. — STATION D'ÉPURATION BIOLOGIQUE DE MESLY-CRETEIL (DÉPARTEMENT DE LA SEINE).

a. — Échelles de débit.
b. — Vannes d'admission d'eau.
c. — Chicanes de surface.
d. — Chicanes de fond.
e. — Bondes pour l'évacuation des boues.
f. — Boîtes à gravier.
g. — Siphons percolateurs intermittents.
h. — Pulvérisateurs.
i. — Vannes de communication.

la haute direction de *M. Hétier*, inspecteur général des Ponts et Chaussées du département de la Seine, vient seulement d'être achevée. Nous en reproduisons ci-après un plan schématique que nous devons à l'obligeance de *M. Cavel*, ingénieur-chimiste chargé du laboratoire de la station. (Plan III.)

Elle peut traiter dès maintenant un volume d'eau d'égout de 8000 mètres cubes par jour. Ces eaux proviennent de *Saint-Maurice* et de *Maisons-Alfort*. Après 24 heures environ de séjour en fosses septiques ouvertes, elles sont distribuées sur des lits bactériens percolateurs de divers systèmes, les uns semblables à ceux de *la Madeleine* (siphons de chasses à déversement intermittent dans un réseau de drains de surface); les autres à becs pulvérisateurs fixes, analogues à ceux de *Birmingham*; d'autres encore avec appareils dits « va et vient » du genre de celui de *Ham-Baker* (ces recherches, vol. III, p. 138).

*
* *

Le projet d'assainissement de *Villeneuve-Saint-Georges* (Seine-et-Oise) va réaliser pour la première fois en France une application vraiment rationnelle du système atmosphérique dit « *limiteur* ».

Ce projet a été dressé par M. l'ingénieur *Gandillon*, qui s'est inspiré de nos conseils et a bien voulu nous communiquer la note ci-jointe que fera comprendre les plans schématiques (plan IV et fig. 13).

L'étude de l'assainissement de *Villeneuve-Saint-Georges* est dominée par les trois considérations suivantes :

1° Impossibilité au point de vue hygiénique de rejeter directement en Seine et en amont de Paris les eaux-vannes ou un mélange d'eaux-vannes et d'eaux pluviales;

2° Situation particulière de la ville dont toute la partie neuve est construite dans une plaine dont la surface du sol ne présente pas de pente sensible;

3° Présence de l'eau dans le sous-sol de la ville à une très faible profondeur.

La première de ces considérations a conduit à la séparation du réseau des eaux-vannes et du réseau des eaux pluviales, de façon à ne pas avoir à épurer un volume d'eau trop considérable.

La deuxième et la troisième considérations ont nécessité le choix d'un système d'égouts-vannes permettant une pente assez faible de conduites sans qu'il en résulte une augmentation sensible du diamètre de ces conduites, et, par conséquent, du prix de premier établissement. Le *système atmosphérique limiteur* répond exactement à cette condition.

L'assainissement de *Villeneuve-Saint-Georges* comprend donc un réseau d'égouts-vannes du système atmosphérique limiteur. Les eaux pluviales sont conduites directement en Seine; les eaux-vannes sont épurées dans une usine spéciale et déversées ensuite dans le collecteur des eaux pluviales.

Le réseau pluvial est composé de tuyaux en ciment de $0^m,300$ à $0^m,600$ de diamètre; son développement total est de 3982 mètres; sa construction ne présente, d'ailleurs, aucune particularité remarquable.

Le système atmosphérique limiteur adopté pour les égouts-vannes est caractérisé par le fonctionnement très spécial de l'autocurage, qui le différencie du système dit « Tout-à-l'égout » et qui permet l'emploi de conduites à faible section sans qu'on puisse avoir aucune crainte d'engorgement, même si des corps lourds et volumineux ont été introduits dans le réseau.

Le système atmosphérique limiteur est essentiellement basé sur l'écoulement des eaux usées, en temps normal, par simple gravité. Les eaux ménagères, les matières fécales, toutes eaux souillées des immeubles, sont rejetées par les tuyaux de chute dans des récipients en fonte appelés *réservoirs-limiteurs*; ces appareils ne portent aucune grille d'interceptions mais ils retiennent momentanément une partie des eaux destinées ultérieurement à l'autocurage, l'autre partie s'échappant par trop-plein dans la canalisation de rue. Par là les eaux continuent à s'écouler, toujours par leur propre poids, jusqu'au réservoir central où le même principe est appliqué, le trop-plein du réservoir central cheminant dans le collecteur par simple gravité jusqu'à l'usine finale de réception. Il n'y a donc pas de modification de principe entre ce système et le tout-à-l'égout pour le fonctionnement normal; mais la différence — et elle est essentielle, se manifeste en ce que, — par des moyens à la fois simples et puissants, on peut créer, dans toutes les parties du réseau sans exception et à intervalles choisis appropriés au service, des chasses extrêmement énergiques au moyen des eaux-vannes elles-mêmes. On fait intervenir à cet effet la pression atmosphérique toujours disponible, et ce fonctionnement exceptionnel a lieu sans interrompre un instant le fonctionnement par simple gravité.

Cette conception est, en outre, très économique puisque, *sans faire appel à aucune quantité d'eau propre qui, dans tout autre système, doit alimenter des réservoirs de chasse*, ce sont les eaux-vannes elles-mêmes qui sont projetées simultanément dans tout le réseau et qui assurent ainsi le vigoureux nettoyage de ses moindres artères. Avec ce procédé plus n'est besoin d'exiger des propriétaires des immeubles à assainir des installations onéreuses, comme celles qui sont imposées dans le tout-à-l'égout ; en outre le volume d'eau à évacuer, à épurer et à relever mécaniquement est minime, et — fait extrêmement intéressant au point de vue de l'épuration — ce volume est très constant.

Ainsi, en ce qui concerne *Villeneuve-Saint-Georges*, le volume total quotidien prévu pour 8000 habitants qui auront leurs maisons branchées sur le réseau d'égouts-vannes est de 280 mètres cubes, ce qui correspond à une évacuation d'eaux-vannes et ménagères de 35 litres environ par habitant et par jour.

Tout autre système nécessitant des chasses d'eau exigerait une dépense minimum de 100 litres par habitant et par jour. Si l'on compte le mètre cube d'eau à 0,30, l'on voit que le système atmosphérique limiteur permet d'éviter une dépense annuelle d'eau qui, dans le tout-à-l'égout, par exemple, s'élèverait à :

$$0,065 \times 8000 \times 365 \times 0,30 = 56.940 \text{ francs.}$$

Bien plus, le relèvement des eaux-vannes dans les bassins d'épuration ne portera que sur 280 mètres cubes au lieu de 800 mètres cubes par jour, et, de ce fait, on réalisera avec le système atmosphérique limiteur une économie qui compensera, et au delà, les dépenses occasionnées par le fonctionnement de pompes à vide employées pour le service de l'autocurage.

L'application du système atmosphérique limiteur à Villeneuve-Saint-Georges a été faite de la façon suivante :

Le territoire entier a été divisé en 6 réseaux parmi lesquels 3 réseaux seront à établir immédiatement, les autres étant construits au fur et à mesure des extensions de la ville.

La figure 13 indique le plan d'ensemble des égouts-vannes. Les conduites de rues sont en fonte avec un diamètre de 0,150; ce diamètre permettra sans doute au système de recevoir une application ultérieure en ce qui concerne les ordures ménagères. Le collecteur est en fonte également; il a un diamètre de 0,350 sur le premier kilomètre et de 0,400 sur les 1500 mè-

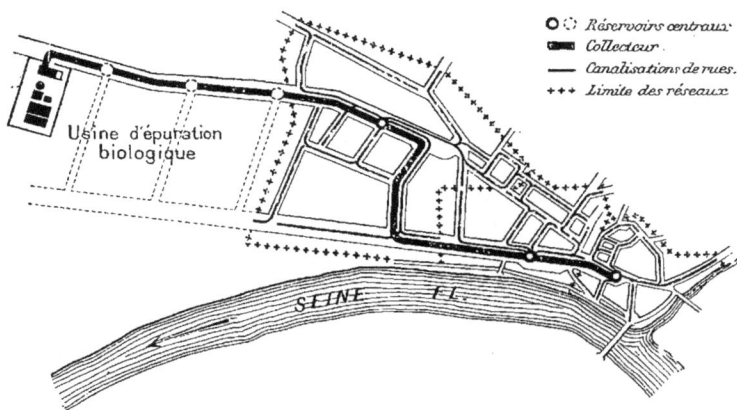

Fig. 13. — Plan général d'assainissement de Villeneuve-Saint-Georges.

tres suivants et jusqu'à l'usine. Il est établi suivant une pente uniforme de 0,001 par mètre. Sur son passage, il reçoit les eaux des différents réservoirs centraux établis dans chacun des réseaux. Les réservoirs centraux forment des chambres souterraines où descend un robinettier chargé de faire, par une simple manœuvre de robinets, l'opération de l'autocurage pour chacune des canalisations de rue de chaque réseau.

Le réservoir limiteur, facilement transportable, est un appareil en fonte qu'on peut installer dans la cave de la maison ou enterrer à même le sol. Le petit modèle a pour dimensions : longueur 0,60; largeur 0,30; hauteur 0,75. C'est lui qui reçoit les différentes chutes de l'immeuble. Il ne possède aucune grille d'interruption ni aucun levier; il ne contient que deux boules entièrement libres dont le jeu est cependant rigoureusement assuré.

Le « volant de vide », principe nouveau sur lequel est basé le fonctionnement de l'autocurage, a pour valeur 200.

La dépression normale atteindra 50 centimètres de mercure.

La dépression d'équilibre après entourage de la canalisation de la rue la plus chargée sera de 44 centimètres de mercure. La vitesse théorique de l'air à l'entourage sera de 327 mètres par seconde. Le poids d'air écoulé pendant l'entourage de la canalisation la plus chargée sera égal à $18^k,600$. Le temps nécessaire pour atteindre l'équilibre sera de 6 secondes 8.

La planche IV indique la disposition adoptée pour l'usine de réception des eaux vannes.

Le collecteur de $0^{mm},400$ pénètre dans l'usine et se ramifie en deux tronçons symétriquement placés au-dessus de deux réservoirs cylindriques auxquels ils sont respectivement reliés par l'intermédiaire d'un robinet plongeur. Chacun de ces réservoirs a une capacité de 15 mètres cubes. Une tôle perforée divise chaque réservoir en deux compartiments, de telle sorte que, d'un côté se trouvent les eaux brutes et que de l'autre il n'y ait que des liquides. C'est dans ce dernier compartiment que sont branchées deux pompes centrifuges de 60 mètres cubes chacune que l'on peut faire travailler isolément ou bien accoupler en tension Leur commande est indépendante et se fait électriquement. Elles peuvent être mises en marche directement d'un tableau ou bien automatiquement lorsque les eaux qui s'accumulent dans les réservoirs atteignent un niveau déterminé. Ces eaux sont refoulées au réservoir régulateur qui précède les bassins d'épuration. Le compartiment d'eaux brutes porte une tubulure de fond qui le relie à un extracteur à vide; l'on peut ainsi relever directement, sans faire usage de pompes ou d'appareils délicats, les boues et les corps étrangers mêlés aux eaux-vannes. Les produits de l'extracteur peuvent être envoyés par gravité soit dans une petite fosse septique, soit dans la fosse à boues. Une tuyauterie de vide met en communication l'extracteur, les réservoirs d'usine et le collecteur avec un groupe de deux pompes à vide capables d'aspirer chacune 750 mètres cubes à

'ÉPURATION DES EAUX D'ÉGOUTS . MASSON & C.ⁱᵉ, ÉDITEURS.

Coupe longitudinale suivant n.o.p.q.r.s.t.u.v.x.

Coupe a.b.c.d.

Vue en plan

Coupe e.g.h.k.

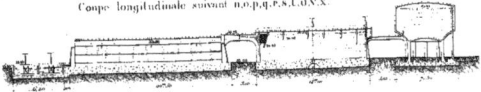

1ᵉʳ Étage

NORD

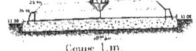

Coupe l. m

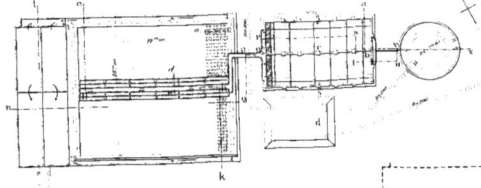

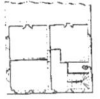

Usine

Coupe a.r.

Coupe d.r.

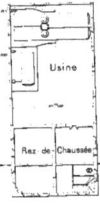

Rez-de-Chaussée

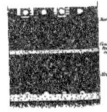

STATION D'ÉPURATION BIOLOGIQUE DE VILLENEUVE-St-GEORGES.

Imp. Dufrénoy, Paris.

l'heure. Ces pompes sont commandées électriquement, toute l'usine étant branchée sur le réseau électrique de Villeneuve-Saint-Georges.

Établie d'après les résultats importants et pratiques obtenus à l'usine expérimentale de *la Madeleine*, l'usine d'épuration projetée à *Villeneuve-Saint-Georges* comporte un bassin régulateur de 150 mètres cubes qui recevra les eaux de refoulement des pompes. De ce bassin les eaux s'écouleront, avec un débit qui sera réglé de manière à être aussi constant que la bonne marche de l'épuration l'exigera, dans deux fosses septiques d'une capacité utile totale de 300 mètres cubes, puis elles se déverseront par intermittence, au moyen de siphons automatiques spéciaux, sur des lits percolateurs d'une surface de 300 mètres carrés. L'effluent épuré traversera un bassin de décantation de 100 mètres où finalement les eaux se clarifieront avant qu'elles soient rejetées dans l'égout pluvial qui les dirigera vers le débouché en Seine. Ce dernier bassin permettrait, d'ailleurs, de faire subir aux eaux, sortant des lits percolateurs, une épuration complémentaire au point de vue microbien, dont l'expérience pourrait montrer la nécessité, au moyen d'un réactif approprié, par exemple au moyen de permanganate de chaux. En cas d'épidémie, notamment, ce bassin serait appelé à fonctionner avec des réactifs particulièrement énergiques. Enfin, une petite fosse septique destinée spécialement à traiter les boues de l'extracteur, et une fosse à boue pouvant recevoir les décharges des dépôts insolubles des fosses septiques, en attendant leur enfouissement, complètent l'installation épuratoire.

La question de l'évacuation des ordures ménagères, qui est à l'étude depuis plusieurs années, sera envisagée après l'établissement du système atmosphérique limiteur à Villeneuve-Saint-Georges. Des essais destinés à consacrer par la pratique les solutions examinées pourront, en effet, être tentés en utilisant partie ou totalité du réseau en vue de ce nouvel objet. Les expériences déjà effectuées sur les réservoirs-limiteurs et sur les canalisations de rues permettent de bien augurer de l'avenir. Grâce à la puissance des chasses, cette nouvelle application du système atmosphérique limiteur peut fournir, du problème de l'évacuation des ordures ménagères, une solution très pratique qu'on ne peut songer à obtenir avec tout autre système d'égouts.

*
* *

La nouvelle station d'épuration de la ville de *Lille* ne représente que l'amorce d'un vaste projet d'assainissement entraînant la réfection totale des égouts. Elle est en voie d'achèvement et permettra d'épurer par le système biologique artificiel, avant leur rejet à la Deûle, les eaux résiduaires du quartier de l'abattoir, y compris celles de l'abattoir lui-même, qui sont les plus polluées.

L'installation, exécutée par M. l'ingénieur sanitaire *Degoix*, comporte une vaste fosse septique en ciment armé, de 200 mètres cubes de capacité, et un lit percolateur alimenté par des réservoirs de chasse intermittente avec réseau de distribution en jets. La planche V montre les dispositifs particulièrement intéressants qui ont été adoptés pour la construction de la fosse septique, en vue d'y retenir le mieux possible les matières non solubilisées.

*
* *

Le projet d'assainissement de *Privas*, tout récemment adopté par le Conseil municipal et approuvé par le Conseil supérieur d'hygiène réalisera également l'épuration par le système biologique artificiel, mais avec filtration des eaux sortant de la fosse septique sur deux lits percolateurs successifs.

Ce projet a été dressé par *M. Chardon* (de *Levallois-Perret*).

*
* *

D'autres installations de moindre importance ont été exécutées ou sont sur le point de l'être après avoir fait l'objet de sérieuses études de la part de leurs auteurs. Nous citerons en particulier celle de M. *L. Gaultier*, ingénieur-architecte à Paris, pour *Montpellier*. Les eaux sortant de la fosse septique sont distribuées sur le lit bactérien, non point en surface, mais par des goulottes rangées parallèlement à une faible profondeur sous une mince couche de gros mâchefer. Cette disposition, qui a été adoptée par plusieurs villes anglaises, supprime une

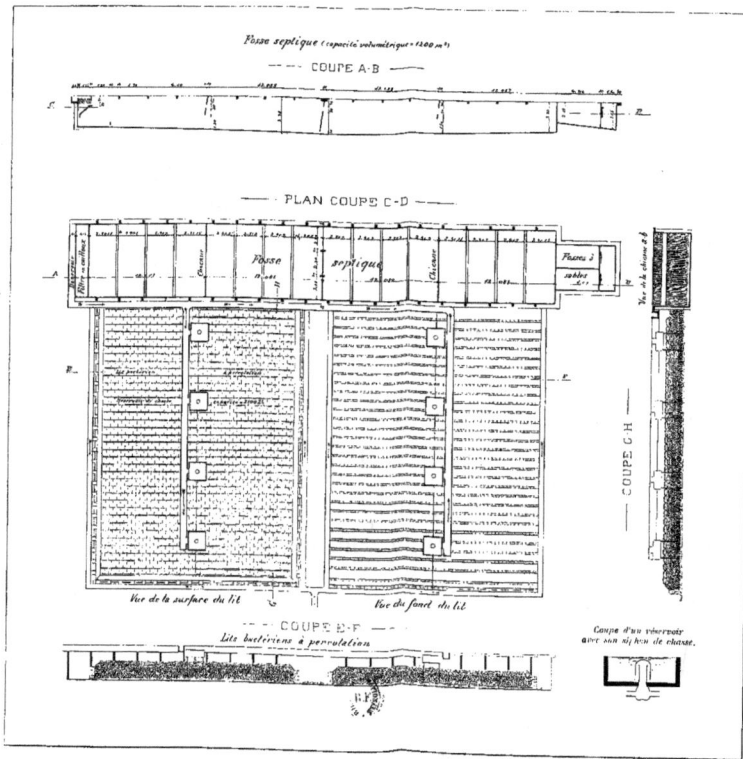

Planche V. — STATION D'ÉPURATION DES EAUX D'ÉGOUT DU QUARTIER DE L'ABATTOIR, A LILLE.

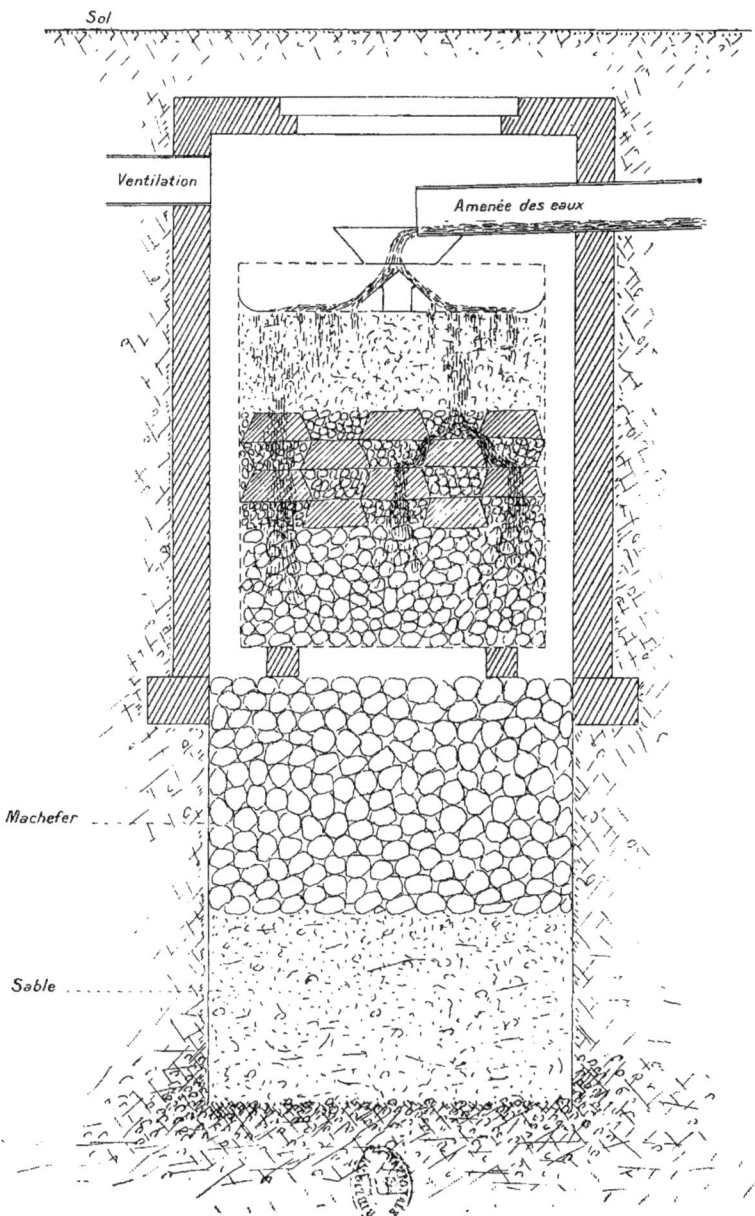

Ventilation

Amenée des eaux

Machefer

Sable

Fig. 14. — Puits nitrificateur absorbant de L. Gaultier.

grande partie des odeurs parfois désagréables que dégagent
les lits bactériens. C'est un avantage précieux, surtout pour
les pays chauds.

M. *L. Gaultier* continue avec succès sa campagne active,
dans les communes rurales, pour la suppression des puisards
et pour leur remplacement par son système de puits absorbant nitrificateur qu'il a perfectionné. Son dispositif très
simple, dont la figure 14 donne une idée nette, permet aux
maisons de campagne qui ne peuvent être desservies par un
réseau d'égout d'évacuer leurs eaux-vannes dans le sous-sol
en les épurant suffisamment pour qu'elles ne puissent pas
contaminer les nappes souterraines.

Ce puits absorbant nitrificateur consiste en une cuve en
tôle entièrement perforée et aérée sur tout son pourtour, dont
l'intérieur, garni de mâchefer et de tourbe, filtre une première
fois les eaux. A leur sortie, celles-ci viennent tomber dans
une nouvelle couche de mâchefer et elles traversent ensuite
des couches de sable. On évite ainsi le colmatage du fond du
puits.

Trop de personnes, peu familiarisées avec l'étude des processus d'épuration biologique, s'imaginent qu'on peut remplacer le puisard par une sorte de filtre. Le Touring-Club de
France a indiqué récemment, dans une notice rédigée par sa
Commission d'hygiène (Technique sanitaire, juillet 1906,
p. 146), un modèle de puisard soi-disant amélioré. Or ce puisard, si l'on s'avisait de le construire, se colmaterait en quelques semaines dans ses parties profondes pour peu qu'on
y déverse des eaux savonneuses ou grasses. Il est entièrement
à condamner.

Le puisard est toujours un fléau. Si parfaitement absorbant
qu'il puisse être, il constitue un danger permanent de pollution pour les nappes souterraines. Mais rien ne peut lui être
substitué à la campagne : il faut donc l'aménager de telle sorte
qu'il présente le minimum de nocuité. Le puits nitrificateur
est, à cet égard, un progrès incontestable.

*
* *

Mentionnons en terminant ce court chapitre, les efforts tentés par le Dr *Rouchy*, chef du laboratoire de contrôle des

champs d'épandage de la ville de *Paris* au jardin modèle d'*Asnières*, en vue de réaliser l'épuration *continue* des eaux d'égout simplement décantées.

Le *Dr Rouchy* a expérimenté un dispositif auquel il donne le nom de *colonne épuratrice* et qui est constitué par des scories du volume d'un noyau de cerise qui sont enfermées dans un

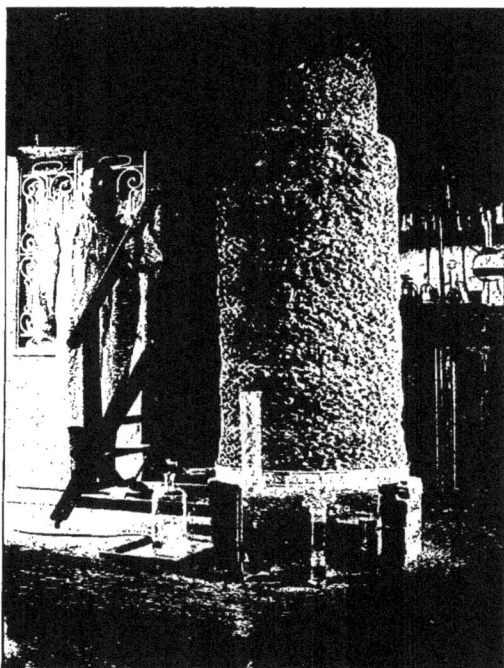

Fig. 15. — Colonne épuratrice continue du Dr Rouchy.

cylindre de toile métallique, le tout reposant sur un bassin de tôle galvanisée, percé d'une ouverture latérale par laquelle l'eau s'écoule après épuration. Ce cylindre (fig. 15 et 16) a 1^m,80 de hauteur et 0^m,75 de diamètre ; une couche de sable de 5 centimètres d'épaisseur est disposée à la surface supérieure des scories ; elle empêche le colmatage qui pourrait se former et aide à la distribution uniforme de l'eau.

« L'eau d'égout à épurer doit être admise à s'écouler *conti-*

nuellement et avec un *débit uniforme* dans l'appareil distributeur formé d'un godet en zinc. Celui-ci est percé, sur ses faces
latérales, de 8 ouvertures de 1 centimètre de diamètre dans

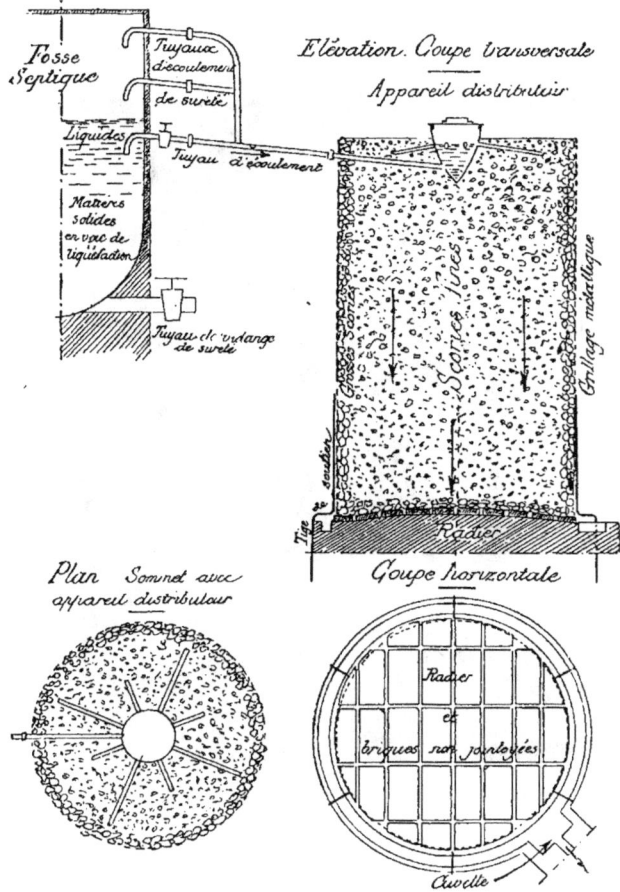

Fig. 16. — Schéma de la colonne épuratrice continue du Dr Rouchy.

chacune desquelles s'engage, avec une légère pente, une
gouttière pa r laquelle l'eau se distribue *uniformément* et *très
régulièrement* à la surface du sable sur 8 points également
espacés les uns des autres. Cette distribution est faite par

égouttement et non par déversement, comme on la fait dans les lits de contact (¹). »

Cet appareil a fonctionné au laboratoire d'*Asnières* dans des conditions satisfaisantes avec un débit de 480 litres par mètre carré et par 24 heures.

Les principes sur lesquels il repose peuvent être appliqués vraisemblablement sans difficultés lorsqu'il s'agit de traiter un faible volume d'eau d'égout préalablement bien décanté. Mais il serait extrêmement difficile, pour ne pas dire impossible, d'assurer la répartition continue avec débit uniforme d'un grand volume d'eau sur des lits bactériens de vastes dimensions.

(¹) *Les eaux d'égout de Paris*, thèse de doctorat en médecine, par Ch. ROU-CHY, Jules Rousset, éditeur, 1907.

CHAPITRE XII

L'ÉPURATION BIOLOGIQUE EN ANGLETERRE

RÉSUMÉ

DU CINQUIÈME RAPPORT DE LA COMMISSION ROYALE ANGLAISE
PUBLIÉ LE 7 AOUT 1908

La *Commission royale* qui fut instituée par décret de la reine *Victoria* en date du 7 mai 1898 avait pour programme :

1° De déterminer quels procédés de traitement ou d'évacuation des eaux résiduaires urbaines ou industrielles sont susceptibles d'être adoptés pour répondre aux exigences des lois protectrices de la santé publique, tout en sauvegardant les intérêts économiques dont les autorités locales ont la charge :

2° De préciser les conditions d'emploi de ces procédés, suivant la nature ou le volume des eaux d'égout et suivant les différentes circonstances qui peuvent se présenter dans chaque localité.

A l'origine, cette Commission fut composée de neuf membres choisis parmi les plus hautes autorités sanitaires et scientifiques du Royaume-Uni :

> *Walter Stafford, comte de Iddesleigh*, président ;
> *Sir Richard Thorne-Thorne ;*
> *Phipps Carey ;*
> *Charles Philip Cotton ;*
> *Michael Foster ;*
> *Thomas Walter Harding ;*
> *Thomas William Killick ;*
> *Sir William Ramsay.*

Par suite du décès et du remplacement de six de ses membres sur les neuf qui la composaient, le cinquième rapport de ladite Commission, publié en 1908 est signé de :

Comte de Iddesleigh, président ;
T. Walter Harding ;
William Ramsay :
W. H. Power ;
T. J. Stafford ;
Reginald A. Tatton ;
Et *F. J. Willis*, secrétaire.

Ce rapport établit les résultats comparatifs des diverses méthodes de traitement ou d'épuration des eaux d'égout appliquées ou expérimentées en Angleterre au cours de ces dernières années.

Avant de le rédiger, la Commission a tenu 144 séances et a fait comparaître devant elle, pour recevoir leurs communications ou leurs rapports d'expériences, 239 ingénieurs, chimistes, bactériologistes, délégués de villes ou de sociétés industrielles, etc., intéressés à l'étude du problème de l'épuration des eaux d'égout.

Elle a visité elle-même en outre, à plusieurs reprises, les plus importantes stations d'épuration.

Le rapport commence par affirmer qu'on peut toujours épurer, aussi complètement qu'on le désire, les eaux d'égout des villes, soit par épandage, soit par le traitement biologique artificiel, et qu'il n'y a pas de différence essentielle entre les deux procédés parce que, dans l'un et dans l'autre, sauf en ce qui concerne la séparation mécanique des matières en suspension, l'épuration est réalisée surtout par les microorganismes.

En conséquence, les deux points essentiels qu'il importe de préciser sont : d'abord, *quel est le degré d'épuration exigible suivant les conditions locales de chaque ville et suivant la qualité des eaux de la rivière ou du fleuve dans lequel l'effluent épuré devra être rejeté*; ensuite *quel est le moyen le plus économique pour obtenir le degré d'épuration désiré.*

Le choix du meilleur dispositif d'épuration dans tel ou tel cas particulier dépendra donc de considérations multiples.

I

TRAITEMENT PRÉALABLE POUR ÉLIMINER LES MATIÈRES EN SUSPENSION

L'expérience prouve qu'avant de soumettre l'eau d'égout à un traitement quelconque (épandage ou épuration biologique), il est généralement plus économique de lui enlever, au moyen de grilles ou de cribles, la plus grande quantité possible de matières en suspension (débris de bois, chiffons, papiers, bouchons, etc.).

On doit en séparer aussi avec le plus grand soin les détritus minéraux tels que scories ou mâchefer, sables, déchets métalliques, et il faut prévoir à cet effet des bassins spéciaux dont la capacité sera tout juste suffisante pour permettre le dépôt des corps lourds, mais non celui des matières organiques entraînées.

Bassins de sédimentation en eau stagnante. — Les expériences de *Leeds* et de *Sheffield* ont montré que, pour ce qui concerne le sewage (eau d'égout) de ces deux villes, la stagnation en repos complet pendant deux ou trois heures dans un bassin suffit à le débarrasser des substances solides en suspension et à produire un effluent convenablement décanté.

Mais aucune règle précise ne permet de déterminer sans essais préalables le temps de repos nécessaire pour obtenir partout le même résultat. Certains sewages très concentrés, tels que ceux qui renferment des résidus de brasserie ou de tannerie en forte proportion, exigent une sédimentation prolongée. Dans tous les cas, la séparation des matières en suspension, par cette méthode, impose l'obligation d'enlever les dépôts de chaque bassin après que ceux-ci ont été remplis deux fois.

Bassins de sédimentation en eau courante. — La méthode de sédimentation en eau courante consiste à faire traverser à l'eau d'égout un ou plusieurs bassins successifs, dans lesquels la nappe superficielle seule est en mouvement de translation continue du point d'entrée au point de sortie.

Elle nécessite des nettoyages fréquents (au moins un chaque semaine) ou des dispositifs d'évacuation automatique des boues, pour éviter la fermentation septique de celles-ci.

La durée totale du séjour de l'eau dans le ou les bassins peut varier suivant la composition du sewage, de 4 à 15 heures.

Les bassins de sédimentation, soit en eau stagnante, soit en eau courante, ont l'inconvénient de produire de grandes quantités de boues, dont l'enlèvement et la manutention dégagent des odeurs très offensives. Les odeurs malsaines sont considérablement réduites par l'emploi des *septic tanks* ou *fosses septiques*.

FOSSES SEPTIQUES (SEPTIC TANKS). — Les phénomènes de dissolution des matières organiques en suspension dans le sewage sont connus depuis de longues années, mais il ne semble pas qu'on se soit préoccupé d'en tirer un parti pratique jusque vers 1897, époque à laquelle *M. Cameron*, ingénieur municipal d'*Exeter*, proposa à cette ville l'adoption du *septic tank system*.

On prétendait alors que le *septic tank* solutionnait la question des boues parce que toutes les matières organiques en suspension pouvaient y être solubilisées.

On prétendait également que les microbes pathogènes y étaient détruits.

On affirmait enfin que le sewage préalablement fermenté en *septic tank* était plus facile à purifier par oxydation que le sewage simplement décanté ou traité par les réactifs chimiques précipitants.

On sait aujourd'hui que la première de ces revendications en faveur des *septic tanks* n'est pas absolument exacte : en fait, toutes les matières organiques ne sont pas solubilisables, et la quantité de ces matières qu'un *septic tank* peut dissoudre varie suivant les caractères du sewage, suivant la dimension des bassins par rapport au volume traité, et suivant la fréquence des dragages qui y sont effectués.

Le pourcentage des matières organiques dissoutes pour un

séjour de 24 heures est de 38 pour 100 à *Sheffield*, de 25 pour 100 à *Exeter*, de 30 pour 100 à *Ilford*. Le sewage de cette dernière localité est particulièrement concentré.

On sait également que la seconde revendication relative à la disparition des microbes pathogènes est encore moins justifiée : l'effluent des *septic tanks* est bactériologiquement au moins aussi impur que le sewage brut.

La troisième est également infirmée par les expériences officielles faites par la Commission à *Dorking* avec un sewage domestique de concentration moyenne et dans d'autres localités. Ces expériences prouvent que la fermentation septique ne favorise en aucune manière l'épuration subséquente sur lits bactériens.

Donc, aucun des avantages primitivement attribués aux *septic tanks* ne peut leur être reconnu. En revanche, il n'est pas douteux que la fermentation septique, comme procédé de traitement préliminaire du sewage, soit, dans certaines circonstances, efficace et économique. Elle assure une décantation presque parfaite et elle permet d'éliminer par digestion 30 à 35 pour 100 des matières organiques en suspension dans le sewage brut.

Le fait que l'effluent d'un *septic tank* contient une quantité appréciable de matières en suspension, indique qu'un nettoyage ou un dragage partiel s'impose. Il est toujours plus recommandable de recourir aux dragages partiels assez fréquents, plutôt qu'à la vidange totale du bassin, afin de ne pas y interrompre la bonne marche des fermentations septiques. Les dragages seront faits par temps secs et les boues extraites seront, soit évacuées dans des tranchées et recouvertes de terre, soit séchées à la surface du sol et brûlées.

La *durée* de séjour du sewage en fosse septique est subordonnée aux conditions suivantes :

La décantation et la solubilisation des matières en suspension doivent être aussi complètes que possible.

Le mélange de la masse·doit fournir un effluent de concentration moyenne à peu près constante.

Il est impossible de donner des règles générales à ce sujet, car les qualités que devra présenter le liquide sortant des *septic tanks* sont variables suivant les circonstances, principalement suivant la disposition des lits bactériens, suivant la nature et les dimensions des matériaux qui les constituent, etc.

On peut admettre toutefois, comme limite maxima de durée, 24 *heures*, et comme limite minima, 12 *heures*. La dimension des *septic tanks* sera donc calculée de manière à retenir le flot moyen d'une période de 24 heures en temps sec. On se rappellera, d'autre part, que, plus le séjour du sewage en *septic tank* est prolongé au delà du délai optimum, plus les odeurs dégagées par l'effluent sont désagréables, et plus difficile est l'épuration subséquente.

La question de savoir si les *septic tanks* doivent être *ouverts* ou *fermés* est résolue de la manière suivante :

Lorsqu'il s'agit d'éviter les odeurs, il est préférable de les couvrir, mais *la couverture est le plus généralement inutile* et elle peut présenter des dangers par suite de l'accumulation et de l'explosion possibles des gaz.

Il peut quelquefois être avantageux d'interposer, à la sortie des *septic tanks*, des bassins de décantation fine (tels que les *Dortmund*, comme à *Birmingham*) pour retenir les matières fines non encore dissoutes, entraînées dans l'effluent. On évite ainsi le dépôt de ces matières à la surface des lits bactériens.

Dans certains cas, il sera recommandable d'ajouter à l'effluent des *septic tanks*, avant son admission sur les lits bactériens, une très petite quantité de chaux (28 à 33 milligrammes par litre). On pourra alors augmenter considérablement le débit des lits bactériens par mètre carré de surface et par jour, et l'odeur désagréable de l'effluent septique se trouvera presque supprimée. Toutefois, la Commission n'a pas pu étudier l'influence de cette addition de chaux sur une échelle assez vaste pour formuler une opinion nette sur sa valeur.

A *Blackburn*, sur les indications du Dr *R. H. Pickhard*, on ajoute à l'effluent du *septic tank* 14 milligrammes de chaux par litre pour faciliter sa nitrification.

* *

PRÉCIPITATION CHIMIQUE. — Certains sewages qui contiennent des résidus industriels nécessitent un traitement chimi-

que préliminaire et, même lorsqu'il s'agit des eaux-vannes
ménagères, il peut être indiqué dans quelques cas d'en séparer les matières solides au moyen de réactifs précipitants,
au lieu de recourir à la fermentation septique.

Les réactifs auxquels on peut s'adresser sont :

La chaux ;

La chaux et le sulfate ferreux ;

La chaux et le réactif alumino-ferrique ;

L'alumino-ferrique seul ;

*L'alumino-ferrique avec le sang, le charbon et l'argile (procédé
ABC) ;*

Le ferrozone ;

Le sulfate ferrique.

L'acide sulfurique.

Le réactif *alumino-ferrique* est le plus généralement recommandé lorsqu'il s'agit de traiter les eaux-vannes ménagères.

On peut, d'une manière générale, affirmer que, tant sous le
rapport de l'économie que sous celui de l'efficacité, le *sulfate
ferrique* permet d'obtenir les meilleurs résultats. Immédiatement après vient le *sulfate ferreux employé avec la chaux.* La
chaux seule est à rejeter, car il en reste toujours trop en solution, sauf lorsqu'il s'agit d'un sewage acide.

Quels que soient les réactifs choisis, ceux-ci (sauf la chaux)
seront employés en solutions et en quantités variables suivant
les volumes d'eau d'égout à traiter. Toutefois, dans les petites
stations d'épuration, comme ce réglage est très difficile, on
trouvera plus commode et plus économique de faire traverser
au sewage un panier ou un bassin contenant les réactifs à
l'état de blocs solides. La chaux sera utilisée sous forme de
lait de chaux, car, à l'état d'*eau de chaux,* elle nécessiterait un
volume énorme de réactif à mélanger au sewage.

En moyenne, on doit admettre que le coût du traitement
chimique s'élève à 7^{fr},90 pour 1000 mètres cubes de sewage.

Or, 1000 mètres cubes d'eaux-vannes ménagères produisent
approximativement 346 kilogrammes de boues (pesées à l'état
sec) ; et si nous envisageons un sewage qui contient 0,35
pour 1000 de matières en suspension (auxquelles il faut
ajouter 0,05 pour 1000 provenant du réactif), en admettant
qu'il reste dans l'effluent précipité et décanté 0,025 pour 1000

de matières en suspension, nous trouvons que le traitement chimique préliminaire séparera :

$$0,55 + 0,05 - 0,025 = 0,375 \ 0/00.$$

Tandis que le traitement par fermentation en *septic tank* du même sewage domestique élimine au moins par digestion 50 pour 100 des matières totales en suspension, et en admettant qu'il reste 0,10 pour 1000 de ces matières dans l'effluent, on trouve que la quantité moyenne de boues laissées dans le *septic tank* est de

$$0 \ 35 - 0,10 - 0,105 = 0,145 \ 0/00,$$

soit 0,145 au lieu de 0,375 pour 1000.

Et comme les boues contiennent environ 90 pour 100 d'eau, on voit que la quantité de ces boues humides à extraire devient par 1000 mètres cubes :

Avec la décantation chimique.	3844 kg.
Avec les *septic tanks*	1454 kg.

On a constaté, d'autre part, que, pour enterrer en sillons 1000 tonnes de boues humides par an (à 90 pour 100 d'eau), il faut pouvoir disposer de 4000 mètres carrés de terre de qualité moyenne. Les surfaces nécessaires pour une station d'épuration ayant à traiter 1000 mètres cubes de sewage par jour, seront donc respectivement :

Avec la décantation chimique.	1401 kg. $=$ 5521 m².
Avec les *septic tanks*.	550 kg. $=$ 2112 m².

Deux hommes seront indispensables pour effectuer, dans le premier cas, le travail des tranchées; tandis qu'un seul suffira dans le second.

Les calculs de la Commission ont permis d'établir comme suit le coût respectif du traitement préliminaire par 1000 mètres cubes, en additionnant tous les frais de réactifs chimiques, de manutention de boues, de curage des bassins et les charges diverses, telles que location de terres, amortissement des constructions de bassins, etc. :

Avec la décantation chimique.	6927 fr.
Avec les *septic tanks*.	3465 fr.
Avec la décantation continue simple (sans précipitation chimique ni *septic tank*.	3109 fr.

Et le coût total de chaque système de traitement (y compris
les charges de location et d'amortissement) est toujours pour
1000 mètres cubes par jour

	Coût total par an.	Coût total par 1000 mètres cubes.
Pour la décantation chimique. . .	10.082 fr.	27 fr. 62
Pour les *septic tanks* ouverts . . .	7.608 fr.	23 fr. 77
Pour la décantation continue simple (sans précipitation chimique ni *septic tanks*).	8.399 fr.	22 fr. 96

Les conclusions qui précèdent sont basées sur un très grand
nombre d'expériences. On peut les considérer comme exactes.

Le choix du mode de traitement préliminaire à adopter dans
telle ou telle circonstance sera donc basé sur les conditions
économiques locales et sur la nature des eaux d'égout. Lorsqu'il s'agira d'un sewage particulièrement concentré ou contenant des résidus industriels en abondance, on s'adressera à
le *précipitation chimique*. Par contre, lorsqu'on aura affaire à
un sewage de concentration moyenne ou faible, la fermentation en *septic tank* ou la *simple sédimentation continue* sera indiquée.

Dans tous les cas, *il est essentiel de n'admettre sur les lits bactériens d'épuration qu'un liquide ne contenant plus ou presque plus
de matières en suspension et celles-ci doivent être d'autant plus
soigneusement éliminées que le matériel employé à la construction
des lits d'oxydation est plus fin.*

II

ÉPURATION DU SEWAGE PAR LES FILTRES BIOLOGIQUES
ARTIFICIELS

A. LITS DE CONTACT. — Nos connaissances sur le mode
d'action des lits de contact sont très incomplètes et nous ne
savons que fort peu de choses sur les phénomènes biologiques qui s'y accomplissent. Les agents de l'épuration n'y sont
pas seulement des *microbes*, mais aussi des *vers*, des *larves*,
des *insectes*, etc., et nous n'avons aucune idée du rôle que
remplissent les uns par rapport aux autres.

On a remarqué par exemple que, dans certaines stations d'épuration d'eaux d'égout, les *vers* sont particulièrement abondants, tandis qu'ils manquent dans certaines autres.

La théorie généralement admise veut que l'ammoniaque soit fixée sur les matériaux des lits pendant les périodes de contact et oxydée pendant les périodes d'aération, de telle sorte que les nitrites et les nitrates formés sont entraînés pendant le remplissage subséquent. Toutefois, la totalité de l'azote ammoniacal n'est jamais entièrement transformée en nitrite ou en nitrate; il y a toujours perte d'une certaine quantité d'azote à l'état gazeux.

Construction des lits de contact. — On ne doit jamais improviser des lits de contact par simple excavation dans un sol argileux. Cette faute a été commise à *Hey Wood* et à *Oswestry*, et l'on n'a pas tardé à s'apercevoir que l'argile était entraînée dans les matériaux du lit par les mouvements de la masse liquide, et, au bout de peu de temps, les tuyaux de drainage en furent complètement obstrués.

En principe, il est toujours préférable de les construire en maçonnerie, avec une sole cimentée, imperméable, pourvue d'une pente suffisante pour assurer l'évacuation totale des eaux en une heure au plus, par une ou plusieurs vannes de sortie en relation avec le drainage.

Les canaux d'alimentation seront toujours pourvus de déversoirs mesureurs, afin qu'on puisse se rendre compte de la perte de capacité des lits, tant au second qu'au premier contact.

Profondeur des lits. — L'expérience montre que, dans les limites habituelles, la profondeur d'un lit de contact ne joue aucun rôle sur sa capacité d'épuration par mètre cube.

Il n'est généralement pas recommandable de leur donner une profondeur plus grande que $1^m,50$ ni moindre que $0^m,75$.

Pour qu'un lit de contact soit convenablement drainé, il est nécessaire que le fond soit constitué par des gros matériaux, et l'épaisseur de ceux-ci, y compris l'espace occupé par les drains, doit être de 15 centimètres. Le sewage qui s'accumule dans ces gros matériaux, et aussi dans les drains lors de la période de remplissage des lits, n'est pas aussi bien purifié que celui qui est en contact avec les matériaux fins. Il y a

donc intérêt à limiter au strict minimum ces espaces mal utilisables pour l'épuration.

L'accroissement de profondeur des lits de contact a l'inconvénient d'augmenter le poids des matériaux qui pèsent sur
les couches inférieures du lit, d'où une cause de désintégration de ces dernières. D'autre part, les difficultés de nettoyage,
lorsque celui-ci est rendu indispensable, sont aggravées.

Remplissage et vidange des lits. — Lorsqu'ils doivent fonctionner trois fois par jour, la meilleure périodicité à adopter
pour les lits est celle des deux heures de plein (contact) pour
quatre heures de vide (aération); mais il ne s'agit pas là d'une
règle absolue.

Les périodes doivent, en tous cas, être aussi régulières que
possible, car les variations troublent beaucoup les processus
d'épuration. On a remarqué, par exemple, que lorsque les
durées d'immersion sont prolongées accidentellement pendant
cinq ou six heures, un grand nombre de vers viennent grouiller
à la surface.

Les opérations de remplissage et de vidange doivent être
effectuées aussi rapidement que possible, mais en évitant de
provoquer le déplacement des matériaux, ce qui aurait pour
résultat de les détériorer.

La distribution du liquide doit être égale sur toute la surface. Pour supprimer les odeurs, il est avantageux de disposer les canaux de répartition un peu au-dessous de celle-ci.
Cette disposition nécessite toutefois une plus grande surveillance pour éviter le colmatage.

Valves automatiques. — Il n'est jamais possible de compter
sur le fonctionnement régulier des valves automatiques pour
le remplissage et la vidange des lits de contact. Toutefois,
dans certaines conditions, elles peuvent réaliser une économie
appréciable de main-d'œuvre.

Dans les grandes stations d'épuration, l'usage de ces valves
automatiques n'est jamais recommandable, parce qu'elles ne
s'adaptent pas aux variations de volume ou de concentration
du sewage, aux changements d'état des lits, etc.... Il est donc
préférable d'utiliser le travail manuel, qui est beaucoup plus
sûr.

Les petites installations pourvues d'appareils automatiques

seront toujours surveillées de très près. A cette seule condition seulement, on peut en tolérer l'emploi.

Perte de capacité des lits de contact. — La perte de capacité des lits de contact dépend de plusieurs facteurs qui sont :

1° *La désintégration des matériaux du lit.* — Celle-ci est variable suivant la qualité et la nature de ces matériaux. Les plus durables sont les pierres concassées, puis viennent les scories de hauts fourneaux et les scories ou mâchefers d'usine.

2° *Le tassement des matériaux.* — Il résulte de la désintégration de ces mêmes matériaux et de l'entraînement des menus débris vers les couches profondes.

3° *Les dépôts de matières colloïdales,* qui vont en s'épaississant.

4° *La multiplication des microorganismes.* — Ceux-ci finissent par constituer des masses gélatineuses qui absorbent une grande quantité d'oxygène et dégagent beaucoup d'acide carbonique. Ils jouent le rôle capital dans le processus d'épuration, mais finissent par se multiplier quelquefois en trop grand excès ; on est alors obligé de laisser reposer les lits pendant une ou deux semaines.

5° *Le volume exagéré de liquide admis sur le lit.*

6° *L'insuffisance de durée des périodes de repos.*

7° *L'insuffisance du drainage.*

8° *La présence de matières en suspension dans le liquide.*

Les meilleurs moyens d'éviter les pertes de capacité des lits sont :

D'éviter autant que possible l'accès de matières en suspension ou de substances colloïdales sur le lit ;

D'utiliser des matériaux peu susceptibles de se désintégrer ;

De n'employer que des matériaux de dimensions aussi égales que possible, affectant la forme de cubes ou de sphères ;

D'assurer un drainage efficace ;

De ne pas faire travailler les lits en excès ;

De leur ménager des périodes suffisantes de repos ;

De faire en sorte que le remplissage et la vidange ne produisent aucun déplacement des matériaux.

Lorsqu'il arrive que les lits de contact sont colmatés, il devient nécessaire de soumettre à un lavage convenable les matériaux qui les constituent. On les fait alors passer dans des tamis-cribles cylindriques tournants qui reçoivent un fort jet d'eau à l'intérieur. Ce nettoyage, y compris le criblage et la main-d'œuvre pour la réfection des lits, s'élève à environ 2 francs par mètre cube.

Matériaux filtrants des lits de contact. — Les plus généralement utilisés sont les scories de hauts fourneaux et le coke ; mais les briques concassées ou les pierres dures conviennent tout aussi bien. Le choix sera guidé par les circonstances locales. Plus les dimensions des matériaux employés sont petites, plus grande est la surface exposée au contact et plus efficace est l'épuration. Toutefois, la perfection de celle-ci dépend surtout de la large admission de l'air dans toutes les parties du lit pendant les périodes de repos. C'est pourquoi il est essentiel d'avoir un bon drainage et d'assurer la vidange rapide. Or, pour que ces deux conditions puissent être réalisées, il ne faut pas faire usage d'un matériel trop fin.

Il n'a aucunement paru nécessaire de diviser les matériaux du lit en couches d'inégale grosseur. Cela entraîne à des dépenses plus considérables de première installation et d'entretien, sans profit pour l'épuration. Une couche de gros matériaux sur les drains suffit. Pourtant, si l'eau renferme des matières en suspension ou des substances colloïdes en excès, il est préférable de recouvrir le lit d'une couche de fines scories sur 15 centimètres de hauteur.

Quantités de sewage susceptibles d'être traitées sur les lits de contact. — Ces quantités varient suivant la concentration du sewage, suivant la proportion de matières en suspension qu'il contient, suivant la nature et les dimensions des matériaux employés, et selon le degré d'épuration qui doit être exigé dans tel ou tel cas particulier, avec *un*, *deux* ou *trois contacts* successifs.

B. LITS PERCOLATEURS. — Le plus souvent, la profondeur des lits à percolation est commandée par les circonstances, selon la hauteur de chute naturelle dont on dispose. Mais, en règle générale, les résultats de l'épuration sont considérés comme d'autant meilleurs que la profondeur ou que la hauteur des lits est plus grande. L'expérience montre pourtant qu'avec une aération convenable et une bonne distribution, *le mètre cube de matériaux* fournit le même travail, que ces matériaux soient disposés en grande ou en faible épaisseur.

Les trois facteurs importants qui déterminent le débit des lits percolateurs sont :

1° *La nature des matériaux* (à surface polie ou rugueuse) ;

2° *La dimension de ces matériaux* ;

3° *L'état du filtre par rapport aux bactéries et aux organismes* (larves, vers, etc...) *qui s'y développent.*

En ce qui concerne l'influence de la *nature des matériaux*, on a constaté que les meilleurs résultats sont fournis par les matériaux à surface rugueuse et qu'avec une aération convenable le coefficient d'épuration varie avec la durée du temps que met le sewage à traverser l'étendue du filtre.

Pour ce qui est de la *dimension des matériaux*, il a paru évident que les matériaux fins, disposés en moindre épaisseur, assurent une épuration plus parfaite sans périodes de repos que les matériaux plus grossiers en plus grande épaisseur, pourvu toutefois que, dans les deux cas, la distribution soit convenablement assurée.

Mais, d'une manière générale, on peut affirmer qu'un lit percolateur de 1 mètre de profondeur, travaillant avec un débit de x litres par mètre carré et par jour, donnera des résultats équivalents à ceux que pourra fournir un lit de 2 mètres de profondeur recevant $2x$ litres par mètre carré et par jour.

S'il n'y a pas de colmatage, la balance penchera légèrement en faveur du lit épais, parce que, plus l'épaisseur est grande, mieux les erreurs de distribution sont neutralisées. Toutefois la limite de 1 mètre ne devra jamais être réduite.

Dispositif pour la distribution de l'eau sur les lits percolateurs. — L'essentiel pour le bon fonctionnement d'un lit percolateur est d'assurer une distribution aussi régulière que possible du sewage à sa surface, de telle sorte que chaque parcelle de matériaux reçoive une égale quantité d'eau. Les appareils de distribution doivent donc répondre aux conditions ci-après :

1° Distribuer le liquide uniformément sur toute la surface du lit ;

2° Ne pas être influencés par les circonstances atmosphériques telles que le vent, la gelée, etc...;

3° Être susceptibles de s'adapter aux variations de débit du sewage, par conséquent distribuer avec une égale régularité les faibles débits nocturnes et les grands débits diurnes ou les flots d'orage;

4° Ne pas être influencés du fait de l'obstruction de quelques trous ou orifices par des matières en suspension provenant du sewage ou de l'effluent des *septic tanks*;

5° Être facilement nettoyables;

6° Être construits de telle sorte que les parties mobiles du distributeur, en contact avec les parties fines ou avec des organes animés de mouvements différents, soient nettement isolées du liquide qu'ils doivent distribuer.

En choisissant un distributeur il est nécessaire de considérer la pression de l'eau, la force qu'il absorbera et, naturellement aussi, son prix d'achat et d'entretien.

La commission royale en a étudié six types différents (*sprinklers, becs pulvérisateurs, distributeurs à gouttes de Stoddart*). Elle n'en recommande spécialement aucun et se borne à signaler les défectuosités et les difficultés de réglage des *sprinklers*. Elle indique qu'à *Birmingham* les meilleurs résultats ont été obtenus avec les becs pulvérisateurs que *Watson* a préconisés.

Elle insiste enfin sur ce fait que tous les modes de distribution sur lits percolateurs ont l'inconvénient de dégager de mauvaises odeurs. Cet inconvénient est d'autant plus manifeste que l'eau est plus énergiquement projetée ou pulvérisée au-dessus du lit (*becs pulvérisateurs* et *sprinklers*). Il est réduit au minimum avec les systèmes qui répartissent l'eau très près de la surface du lit ou immédiatement sur celle-ci.

Recommandations spéciales pour l'établissement des lits percolateurs. — Il est toujours recommandable de disposer les lits percolateurs de manière à pouvoir interrompre le fonctionnement d'une partie d'entre eux. Dans les petites installations, où la totalité du sewage doit être traitée sur un seul lit alimenté par exemple par un sprinkler, lorsque celui-ci est arrêté par suite d'accident ou pour cause de réparation, on est

réduit à évacuer le liquide non épuré, à moins qu'on ne puisse
le diriger sur un champ d'épandage.

L'expérience montre qu'il est indispensable d'aérer large-
ment les faces latérales des lits percolateurs et qu'il est con-
tre-indiqué de les enfermer dans des murs ou de les diviser en
secteurs séparés.

Lorsqu'on fait usage de *sprinklers* il faut pouvoir disposer
de trois de ces appareils au moins, pour permettre leur
nettoyage et assurer la non interruption du travail pendant
les périodes de repos.

Il arrive parfois que le développement exagéré de zooglées
microbiennes, de masses gélatineuses, de champignons, etc...
à certaines époques de l'année (particulièrement à la fin de
l'hiver et au printemps) colmate la surface des lits percolateurs. En arrosant alors les lits ainsi colmatés avec une solution de soude caustique à 20 pour 100, on les remet à neuf.
On obtient un résultat moins parfait, mais assez satisfaisant,
avec une solution de sulfate de cuivre à 20 pour 100 ou avec
un mélange de sulfate de cuivre et de lait de chaux.

Coût comparé des lits de contact et des lits percolateurs.

Prix du traitement de 1000 mètres cubes d'eau d'égout
par jour et par temps sec
(y compris intérêts et amortissements).

MODE de TRAITEMENT PRÉLIMINAIRE	LITS BACTÉRIENS DE CONTACT			LITS BACTÉRIENS A PERCOLATION		
	Traitement préliminaire	Lits bactériens	TOTAL	Traitement préliminaire	Lits bactériens	TOTAL
	fr.	fr.	fr.	fr.	fr.	fr.
Traitement chimique avec décantation intermittente.	19,15	12,05 (un seul contact)	31,20	19,15	8,55	27,70
Traitement chimique avec décantation continue. . .	17,10	17,80	34,90	17,10	10,00	27,10
Simple décantation inter-mittente.	10,90	25,20	36,10	10,90	11,50	22,40
Simple décantation conti-nue.	8,50	30,60	39,10	8,50	14,80	23,30
Fosses septiques.	9,40	30,60	40,00	9,40	14,80	24,20

Les dépenses d'épuration par lits bactériens percolateurs sont donc seulement environ les deux tiers de celles qu'entraîne l'emploi des lits de contact.

Toutefois, lorsqu'on fait subir au sewage un traitement chimique préalable par décantation simple, comme un seul contact peut suffire, le coût de l'épuration devient alors équivalent à celui d'un lit percolateur. Il peut même être un peu moins élevé.

Les dépenses sont naturellement en rapports avec le type d'installation ou de construction choisi.

D'après les calculs de la Commission royale, il faut compter en moyenne pour les lits bactériens à double contact de 1 mètre de profondeur, y compris les matériaux de construction et de garniture, les drains, les canaux de distribution, les appareils mécaniques, etc... sur une dépense de 35 fr. 25 par mètre carré.

Les matériaux de garniture sont alors comptés à raison de 10 francs le mètre cube, mis en place. Mais il arrive souvent que leur prix est beaucoup moindre.

EFFICACITÉ COMPARÉE DES LITS DE CONTACT ET DES LITS PERCO-LATEURS. — Pour comparer les résultats obtenus en différentes localités, la Commission royale a trouvé commode d'adopter une *unité d'épuration*, qui est basée sur l'oxydabilité du sewage et sur celle de l'effluent après traitement, déduction faite pour ce dernier de la quantité d'oxygène qui s'y trouve à l'état de nitrates.

Cette *unité* a été proposée par le *Dr Mac Gowan*.

L'unité de temps admise a été de 24 *heures*: l'unité de volume 1 *gallon*, et l'*unité de volume des matériaux filtrants* 1 *yard cube*.

Pour exprimer le nombre d'*unités d'épuration* obtenues avec un lit, on retranche le nombre de parties, en poids, d'oxygène nécessaire pour oxyder la matière organique de 100000 parties de l'effluent de ce lit, du nombre de parties, en poids, d'oxygène nécessaire pour oxyder la matière organique de 100000 parties du liquide arrivant sur le lit. Les chiffres ainsi obtenus sont multipliés par le nombre de gallons d'eau d'égout (par yard cube de matériaux) passant sur le lit en 24 heures.

La détermination de la quantité d'oxygène nécessaire pour oxyder la matière organique étant une opération longue et délicate, *Mac Gowan* a proposé la formule suivante pour calculer les *unités d'épuration* :

(Az. ammoniacal + Az. organique) × 4,5 + (substances volatiles des matières en suspension) × 2 — (Az. nitrique) × 3.

Soient : A le nombre de parties d'oxygène nécessaire pour oxyder la matière organique de 100 000 d'eau brute ;

B le nombre de parties d'oxygène nécessaire pour oxyder la matière organique de 100 000 d'eau épurée ;

n la nombre de gallons d'eau épurée par yard cube de matériaux. On a :

$$\text{Coefficient de pollution, } C = (A - B) \times n.$$

On peut transformer cette formule pour l'usage des unités de mesures françaises :

Soient : A′ le nombre de milligrammes par litre d'oxygène nécessaire pour oxyder la matière organique de 1 litre d'eau brute ;

B′ le nombre de milligrammes par litre d'oxygène nécessaire pour oxyder la matière organique de 1 litre d'eau épurée ;

n' le nombre de mètres cubes d'eau épurée par mètres cubes de matériaux. On a :

$$\text{Coefficient de pollution, } C = \frac{(A' - B') \times n}{5,94 \times 10}.$$

Les deux valeurs de C seront égales.

CONCLUSIONS GÉNÉRALES RELATIVES AUX LITS DE CONTACT ET AUX LITS PERCOLATEURS. — 1° La quantité d'eau d'égout susceptible d'être épurée par mètre cube de lit de contact ou de lit percolateur varie à peu près en sens inverse de la concentration du sewage traité. On suppose, bien entendu, que la dimension des matériaux de chaque lit est adaptée aux caractères du sewage traité et que ces matériaux sont disposés en épaisseur convenable pour assurer le maximum d'efficacité.

2° Si l'on tient compte de la perte progressive de capacité des lits de contact, il faut admettre qu'*un mètre cube de matériaux disposés sous forme de lit percolateur épure généralement environ deux fois plus de sewage qu'un mètre cube des mêmes matériaux en lits de contact*;

3° Lorsqu'il s'agit de sewage contenant des substances capables d'exercer une action inhibitrice sur les microorganismes, les deux types de lit semblent alors fournir un travail équivalent. Mais ce point n'est pas encore bien établi;

4° Les lits percolateurs sont mieux adaptés aux variations de flot que les lits de contact;

5° Les effluents des lits percolateurs sont d'ordinaire mieux aérés que ceux des lits de contact et sont de composition chimique plus constante, tandis que le premier flot qui s'écoule au moment où l'on vide un lit de contact est toujours beaucoup plus impur que ne l'est la moyenne de l'effluent de ce même lit;

6° Les risques de gêne par les odeurs sont plus grands avec les lits percolateurs qu'avec les lits de contact;

7° On a constaté enfin que certains lits percolateurs, principalement ceux qui sont construits avec de gros matériaux, donnent lieu à un développement souvent exagéré de mouches. Pendant les mois chauds de l'année on y voit pulluler des *Psychodidæ* qui, bien qu'apparemment écloses dans les lits, envahissent en grand nombre les habitations voisines.

III

ÉPURATION DES EAUX D'ÉGOUT PAR LE SOL

On ne saurait mettre en doute qu'un sol approprié et suffisamment étendu soit parfaitement efficace pour oxyder les matières organiques contenues dans le sewage. C'est là un fait connu depuis longtemps.

Mais, pour se faire une opinion sur la valeur respective du sol comme agent d'épuration et des autres procédés biologiques, la *Commission royale* a jugé nécessaire d'étudier systématiquement le travail de plusieurs stations d'épandage, en particulier celles du *camp d'Aldershot*, de *Croydon (Beddington)*, de *Nottingham*, de *Cambridge*, de *South Norwood*, de *Leicester*, d'*Altrincham* et de *Rugby*. L'enquête a porté sur une période de plus de deux années.

* **

COMPARAISON DES EFFLUENTS DES TERRAINS D'ÉPANDAGE AVEC CEUX DES LITS ARTIFICIELS. — Jugés par l'analyse chimique, les deux sortes d'effluents possèdent les mêmes qualités.

Pour les 8 stations d'*épandage* observées, le taux moyen d'épuration, calculé d'après la méthode de *Mac Gowan* dont il a été parlé ci-dessus, est d'environ 98 *pour* 100.

Pour 7 stations d'*épuration biologique par lits de contact*, le taux moyen, calculé d'après la même méthode, est de 93,4 *pour* 100.

Pour 6 stations pourvues de *lits percolateurs*, ce taux est de 99,4 *pour* 100.

D'une manière générale, les effluents provenant des lits artificiels, tels qu'ils ont été construits jusqu'à présent, sont moins parfaitement épurés que ceux des bons terrains d'épandage où l'on ne traite, comme à *Nottingham*, pas plus de 120^{m3}, 4 *par hectare et par jour*. Mais les effluents de terrains argileux sont le plus souvent de qualité très inférieure. La *Commission royale* estime qu'avec certains sols, le danger de laisser échapper vers les nappes souterraines une proportion plus ou moins grande de sewage non purifié est plus grand que dans le cas des lits artificiels.

Caractères bactériologiques des effluents. — Au point de vue bactériologique, le traitement du sewage sur le sol peut, dans les conditions favorables, réduire considérablement le nombre des bactéries. Cette réduction varie de 94 à 99 pour 100. Mais le Dr *Houston* a montré qu'elle ne signifie pas grand'chose parce que les espèces microbiennes dangereuses ou suspectes qui persistent dans l'effluent sont relativement en grand nombre.

Volume du sewage épurable par le sol. — En règle générale il faut admettre que, sur les meilleurs sols, on doit traiter au maximum 526 *mètres cubes par hectare* et par jour (ce qui correspond à 1000 habitants), après traitement préliminaire, c'est-à-dire après séparation par précipitation chimique ou par décantation, ou par fosses septiques, des matières en suspension dans l'eau d'égout.

Épuration par le sol.

Quantités d'eaux traitées par hectare en mètres cubes.

STATIONS	NATURE DES EAUX	NATURE DU SOL	NATURE DU SOUS-SOL	MÉTHODE DE TRAITEMENT	VOLUME PAR JOUR	VOLUME PAR AN	OBSERVATIONS
Aldershot (Camp).	Domestiques.	Sable.	Sable.	Grilles, sédimentation, filtration.	95,0	35.945	Les eaux sont très chargées. On obtient un haut pourcentage d'épuration. mais la surface est trop restreinte.
Altrincham	Id.	Tourbe.	Sable et gravier.	Id.	257,6	94.170	Avec un plus faible volume d'eau par hectare, les résultats seraient probablement bons.
Cambridge.	Id. (principalement)	Glaise sableuse.	Id.	Id.	340,5	124.285	Les effluents sont ordinairement bons, mais le volume traité est trop élevé.
Croydon (Beddington).	Id.	Glaise graveleuse.	Id.	Grilles et partie irrigation, partie filtration.	96.4	35.176	Avec la méthode adoptée le volume d'eau traité est trop fort. mais avec la surface employée, on pourrait obtenir de bons résultats par filtration seule.
Leicester.	3/4 domestiques, 1/4 industrielles.	Argile.	Argile.	Grilles, sédimentation et filtration combinées.	60.1	21.456	On traite un volume un peu trop fort pour obtenir des effluents très épurés.
South Norwood . .	Domestiques.	Id.	Argile de Londres.	Grilles, sédimentation, irrigation de surface.	44,8	16.352	Id.
Nottingham	4/7 domestiques, 5/7 industrielles.	Argile sableuse.	Gravier et sable.	Grilles et filtration.	120,4	45.916	Les analyses chimiques indiquent des effluents très épurés.
Rugby.	Domestiques (principalement).	Glaise.	Argile compacte.	Grilles, précipitation chimique, décantation, irrigation, filtrat. combinées.	95,2	34.738	Le volume traité est trop grand pour obtenir des effluents très épurés.

Pour les sols de mauvaise qualité, tels que les sols argileux,
on ne peut pas dépasser 32ᵐ³,6 *par hectare.*

Décantation préliminaire du sewage avant épuration par le sol.
— Il est toujours avantageux de séparer par une bonne décantation les matières en suspension du sewage avant d'envoyer
celui-ci en irrigation. On évite ainsi les inconvénients qui résultent de la décomposition de ces matières à la surface du sol.

Pertes d'azote pendant l'épuration par le sol. — Le principal
élément fertilisant du sewage est l'ammoniaque qui est produit par la fermentation de l'urée des urines. Mais il faut aussi
tenir compte des composés azotés organiques qui s'y trouvent
en petite quantité, ainsi que des phosphates et des sels de
potasse. Dans les procédés biologiques artificiels, des quantités variables d'azote provenant de l'ammoniaque et d'autres
composés disparaissent : une partie de cet azote passe à l'état
gazeux, une autre partie est assimilée par les organismes
microscopiques, les vers, les mouches, etc.... Le reste est
converti (lorsque l'épuration est en bonne marche) en nitrates.

Le tableau ci-après indique, d'après les expériences faites
par la *Commission royale*, les proportions d'azote qui sont ainsi
perdues lors du traitement des eaux d'égout soit sur les lits
bactériens, soit sur le sol. Mais, dans le dernier cas, une part
de cet azote disparu a été utilisée par les plantes.

Pourcentage d'azote du sewage disparu pendant le processus d'épuration.

	Environ 0/0.
Irrigation ou filtration par le sol.	60 (de 40 à 75).
Traitement par lits percolateurs.	40 à 50.
Traitement par fosses septiques et lits de contact	40 à 45 (un seul contact).
	40 à 50 (double contact).
Traitement par fosses septiques et lits percolateurs	50 à 40 (au moins).

Il n'existe malheureusement aucune méthode économique
permettant d'extraire les nitrates d'un effluent épuré, autrement
que par l'intermédiaire des plantes. Par conséquent, si les
effluents biologiques artificiels ne sont pas utilisés en irrigation, mais sont rejetés dans les cours d'eau, il en résulte évidemment une perte regrettable qu'on ne peut pas éviter.

L'irrigation agricole est-elle dangereuse pour la santé? — Il n'en a été fourni jusqu'à présent aucune preuve, du moins pour ce qui concerne les champs d'épandage bien aménagés. Toutefois, on ne saurait tolérer l'usage de l'eau de puits creusés au voisinage de tels champs, sauf dans les cas où la nappe qui alimente ces puits est assez profonde et assez bien protégée contre les infiltrations de surface pour qu'aucune contamination ne soit à craindre par quelque fissure. Les terrains calcaires doivent toujours être considérés comme dangereux à ce point de vue.

*
* *

COUT DE L'ÉPURATION PAR LE SOL. — Les sols et sous-sols à considérer peuvent être divisés en trois classes principales :

CLASSE I. — Toutes espèces de sols et de sous-sols de bonne qualité, c'est-à-dire *argile sableuse* avec sous-sol de *sable* et de *gravier*.

Sous-classe a. — Filtration avec culture ;
Sous-classe b. — Filtration avec peu de culture ;
Sous-classe c. — Irrigation de surface avec culture.

CLASSE II. — Terres fortes avec sous-sol argileux :
Irrigation de surface avec culture.

CLASSE III. — Terres argileuses compactes avec sous-sol d'argile également compacte :
Irrigation de surface avec culture.

Bilan de l'épuration par le sol.

	QUANTITÉ D'EAU D'ÉGOUT susceptible d'être pratiquement épurée PAR HECTARE ET PAR AN	POUR 1000 M³ PAR JOUR PAR TEMPS SEC	
		Surfaces	Prix
	m³.	hect.	fr.
CLASSE I { Sous-classe a) . .	48.700	7,4860 (1)	16,85
— b) . .	102.500	5,5647	12,81
— c) . .	18.500	12,9222	20 »
CLASSE II	20.500	17,8237	28,70
CLASSE III	4.540	75,8185	59,64

(1) Ces surfaces sont suffisantes pour traiter les eaux par temps de pluie lorsque leur volume n'excède pas trois fois le volume fourni par temps sec.

Bénéfices de culture. — Dans le traitement des eaux d'égout par irrigation, une partie des frais est compensée par les bénéfices de culture. Le montant de ces bénéfices varie pour les différentes exploitations, mais la *Commission royale* a calculé, d'après l'étude de 13 fermes, que, déduction faite du coût du travail cultural, il pourrait s'élever à environ 92 *fr. 75 par hectare moyen.*

*
* *

Comparaison du coût total (déduction faite des bénéfices de culture pour l'irrigation culturale) de l'épuration par le sol ou par les filtres biologiques artificiels.

Les chiffres qu'indique le tableau ci-après sont, bien entendu, relatifs et sujets à de nombreuses variations suivant les circonstances locales. Ils ne valent que comme termes de comparaison entre les divers systèmes.

Prix comparatif de l'épuration des eaux d'égout d'une ville de 30 000 habitants (150 litres par tête en moyenne).

MÉTHODE DE TRAITEMENT	COÛT TOTAL ANNUEL	COÛT PAR 1000 M³	COÛT PAR TÊTE D'HABITANT
	fr.	fr.	fr.
1° Lits percolateurs.			
Précipitation chimique, décantation continue et lits percolateurs . . .	44 915,95	27,10	1,50
Décantation continue simple et lits percolateurs.	58 126,55	22,50	1,25
Fosses septiques et lits percolateurs	58 762,15	24,20	1,50
2° Lits de contact.			
Précipitation chimique, décantation et lits à un seul contact.	57 865,50	54,90	1,90
Décantation continue simple et lits à double contact	64 921,55	59,10	2,15
Fosses septiques et lits à double contact	66 556,85	40,00	2,175
5° Irrigation culturale.			
CLASSE I { *Sous-class a)*	28 915,10	16,80	0,875
— *b)*	21 211,75	12 80	0,675
— *c)*	52 795,50	19,75	1,05
CLASSE II	47 562,05	28,70	1,575
CLASSE III.	65 700,80	37,45	2,15

Si l'on admet qu'une terre réellement convenable peut être achetée au prix de 6000 *francs l'hectare*, le traitement par irrigation est alors probablement moins coûteux que l'épuration biologique artificielle. Mais lorsque le sol n'est pas approprié à l'épuration terrienne, ou lorsqu'on ne peut y traiter qu'un faible volume d'eau d'égout par hectare, le coût du traitement par irrigation devient plus considérable que celui de la plupart des procédés biologiques artificiels.

Les différences de prix ne sont cependant pas telles qu'on doive beaucoup en tenir compte. Le choix entre les deux méthodes sera dicté ou imposé par les conditions locales.

En règle générale, on peut dire que l'eau épurée par un bon terrain d'épandage ne contient plus de matières en suspension, tandis que l'effluent des lits bactériens, même décanté, en renferme toujours. Et cela peut avoir de l'importance pour les déversements dans certains cours d'eau.

IV

TRAITEMENT ET UTILISATION DES BOUES

Le traitement des boues, que celles-ci soient produites par la décantation du sewage avec ou sans précipitation chimique, ou par l'emploi des *septic tanks*, est une des plus graves difficultés de l'épuration, surtout lorsqu'il s'agit de grandes villes. Il en sera probablement toujours ainsi, parce qu'elles renferment trop peu de substances utilisables, mais surtout de l'eau et des matières minérales avec un peu de cellulose.

Conversion des boues en engrais. — Les expériences de conversion des boues en engrais qui ont été faites, pour la *Commission royale*, par le *Board of Agriculture* et par *The Royal Agricultural Society*, de 1905 à 1907, ont montré qu'unité pour unité, l'azote et le phosphate de ces boues sont moins utilisés par les cultures, toutes circonstances étant égales d'ailleurs, que les mêmes éléments employés sous la forme habituelle des engrais chimiques. Jugé à ce point de vue, le prix des boues, nommées en Angleterre *guano indigène*, est supérieur à leur valeur réelle.

A *Glascow* (*Dalmarnock*), on a employé le procédé *Melvin* pour la fabrication du « *globe fertiliser* » qui n'est autre chose que la boue obtenue par précipitation du sewage au moyen de la chaux et du sulfate ferrique. Cette boue, séchée à 65-70 degrés, est passée dans un moulin à farine. Elle en sort à l'état de poudre brune dont la composition moyenne est la suivante :

Humidité.	22,51 0/0
Matières volatiles au rouge	35,98 0/0
Matières fixes	43,51 0/0
	100,00 0/0

Les matières fixes sont constituées par :

Cendres	10,75 0/0
Oxyde de fer et d'alumine	13,42 0/0
Chaux	12,09 0/0
Potasse (soluble dans HCl)	0,10 0/0
Acide phosphorique	1,11 0/0
Phosphate tribasique de chaux	2,42 0/0
Azote total	1,30 0/0

Le coût de fabrication de cet engrais est de 12^{fr},50 par tonne. L'économie réalisée par sa vente sur le coût de l'épuration est d'environ 5 francs pour 1 000 000 de gallons, soit 4 540^{m3} d'eau traitée. L'écoulement du produit est assez facile autour de *Glascow* jusqu'à présent.

Évacuation des boues en mer. — Il n'y a cependant aucun doute que pour les villes situées près de la mer, le moyen le plus économique de se débarrasser des boues est de les transporter au large, au moyen de chalands ou de navires spécialement aménagés à cet effet. On doit seulement s'assurer alors qu'il n'en résultera aucun inconvénient pour les environs immédiats du lieu de déversement, ni pour les parcs à huîtres ou à coquillages qui pourraient se trouver dans le voisinage. Ce mode d'évacuation des boues est employé à *Londres*, *Glascow*, *Dublin*, *Manchester*, *Salford* et *Southampton*. Les dépenses qui en résultent varient suivant les distances.

Par tonnes de boues fraîches (90 pour 100 d'eau en moyenne) ces dépenses sont :

0 fr. 455 à *Londres*.
0 fr. 54 à *Glasgow*.
0 fr. 994 à *Manchester*.
1 fr. 690 à *Southampton*.

Boues comprimées. — Sous cette forme, beaucoup de villes

trouvent à se débarrasser de leurs boues de précipitation chimique au prix de 0,60 par tonne. Pour passer les boues aux filtres-presses, on les additionne généralement de 0,5 à 1 pour 100 de chaux sous forme de lait. Les tourteaux obtenus ne contiennent plus que 50 à 65 pour 100 d'eau, au lieu de 90 pour 100 que renfermaient les boues fraîches. Ce mode de traitement coûte environ de $2^{fr},50$ à $6^{fr},25$ par tonne de tourteaux produits, suivant la nature des boues, la quantité de chaux ajoutée et l'importance de l'exploitation. La chaux a pour effet d'agglomérer les matières.

Le pressurage des boues, sauf pendant les mois très chauds, peut s'effectuer sans dégagement d'odeurs trop nauséabondes pourvu que le local soit bien ventilé et isolé de toute habitation.

Enfouissement des boues dans le sol. — Ce procédé consiste à déposer les boues liquides dans des tranchées en forme de V, larges de $0^m,60$, profondes de $0^m,50$, qu'on recouvre aussitôt de terre. On les laisse sécher et, lorsqu'elles sont incorporées au sol, on laboure celui-ci et on le livre à la culture.

C'est un excellent moyen à recommander, surtout pour l'évacuation des boues de fosses septiques qui sont à peu près dépourvues d'odeur. Le remplissage des tranchées doit toujours être effectué par temps sec et les tranchées creusées plusieurs semaines d'avance afin que la terre soit aussi sèche que possible.

Il faut compter que 1000 tonnes de boues liquides nécessitent une surface variant de 40 à 120 ares suivant que le sol est très perméable, médiocrement perméable ou très argileux.

A *Birmingham*, le coût total comprenant la main-d'œuvre, le pompage, l'amortissement et la location des terres est d'environ 5 francs par tonne de boue à 90-95 pour 100 d'eau. On en évacue ainsi de 60 à 80 000 tonnes par an

A *Guilford*, on enfouit annuellement de la même manière 18 720 tonnes de boues avec une dépense moyenne de $6^{fr},45$ par tonne.

Simple dessiccation à l'air en « lagunes ». — Dans certains cas on préfère creuser simplement dans le sol un bassin dont le fond, drainé par des tuyaux, est garni d'une couche plus ou moins épaisse de mâchefer. Les boues liquides y sont déversées et y restent jusqu'à ce qu'elles soient suffisamment sèches pour être manipulées à la pelle, ce qui nécessite de 2 à 6 mois suivant le temps et suivant la profondeur de la masse. A *Accrington*, les boues ainsi desséchées sont chargées sur des chalands et vendues au prix de 1^{fr},37 la tonne aux bateliers qui les transportent dans les districts agricoles.

L'inconvénient du système est que les étangs de boues dégagent pendant longtemps des odeurs désagréables et qu'ils constituent un danger pour les travailleurs, surtout pour les enfants, exposés à y tomber.

*
* *

INCINÉRATION DES BOUES. — On a fait beaucoup d'essais en vue de brûler les boues de sewage, soit seules, soit mélangées avec des ordures ménagères, du charbon, des huiles ou des résines. La plupart de ces tentatives ont échoué, soit à cause des frais que nécessite la dessiccation préalable, soit parce qu'on a voulu traiter directement les boues humides contenant environ 90 pour 100 d'eau. Il est cependant possible de brûler les boues comprimées en tourteaux. A *Ealing*, les boues ainsi comprimées (à 60 pour 100 d'eau) sont additionnées d'ordures ménagères sèches dans la proportion de 1 1/2 à 2 d'ordures pour 1 de tourteau de boue, et brûlées dans un four à ordures.

A *Huddersfield*, les boues de précipitation chimique pressées sont mélangées avec 20 pour 100 de coke et incinérées dans un four *Horsfall*. Le coût total du traitement y compris le pressurage des boues est, par tonne de boues pressées et brûlées, de 6^{fr},40.

*
* *

SUBSTANCES EXTRACTIBLES DES BOUES. — Le principal exemple de boues dont il est possible d'extraire des substances utilisables est *Bradford*, dont le sewage contient une quantité considérable de résidus de lavage de laines (savons et graisses). Depuis plusieurs années on a expérimenté de nombreux procédés, et M. *J. Garfield*, ingénieur de la ville, est maintenant en mesure de tirer un parti avantageux de ces substances dont la valeur vient en déduction des frais d'épuration.

Le débit des égouts par temps sec est, à *Bradford*, de 59 000^{m3} par jour, dont la moitié est constituée par des eaux résiduaires industrielles et 20 pour 100 par des eaux de peignages de laine.

Le procédé utilisé est le suivant : le sewage passe à travers des bassins de décantation où il abandonne environ 7^{m3},164 de dépôt par jour, puis à travers des grilles. On lui ajoute ensuite de l'acide sulfurique en quantité telle que le liquide garde une acidité de 0,10 pour 1000 en So^{4}H^2. Le sewage acide se rend alors dans d'autres bassins de dépôt, disposés en séries. Le tableau suivant indique la composition du liquide décanté par rapport au sewage brut :

	Sewage brut.	Liquide décanté.
Matières en suspension.	0,84	0,16
Matières en solution	1,81	2,24
Oxygène absorbé en 4 heures.	0,17	0,11
Ammoniaque libre	0,03	0,01
Azote albuminoïde	0,02	0,01

Les boues évacuées des bassins de dépôt sont transportées dans des caissons métalliques : on y ajoute une nouvelle quantité d'acide sulfurique, on les chauffe aux environs de 100 degrés avec la vapeur d'échappement des chaudières et on les passe aux filtres-presses sous l'air comprimé. Les filtres-presses sont également chauffés à la vapeur et on y lance alternativement de la vapeur, puis des boues chaudes. Le liquide qui s'en échappe consiste en eau et graisses : on le conduit dans des récipients spéciaux où la graisse se sépare; après quoi celle-ci est bouillie avec de l'acide et de l'oxyde brun de manganèse pour lui donner des qualités marchandes.

Chaque année on produit environ 100 000 tonnes de boues contenant 80,15 pour 100 d'eau et 7,43 pour 100 de graisses, soit 37,7 de graisses pour 100 de matières sèches.

Les boues comprimées et dégraissées représentent un poids de 20 000 tonnes par an (à 27 pour 100 d'eau). Une partie est brûlée dans un four spécial, l'autre partie est vendue aux cultivateurs à 4^{fr},50 la tonne sur rail.

Pendant 6 mois, en 1907, la dépense totale de la station d'épuration, non compris les frais d'installation et les intérêts, s'est élevée à 249 000 francs et les recettes provenant de la vente des graisses ont été de 293 150 francs.

*
* *

Coût comparé des différentes méthodes de traitement des boues. — Le coût des différentes méthodes de traitement des boues varie dans une large mesure suivant les circonstances locales. Néanmoins les chiffres ci-après fournissent de bons éléments de comparaison :

Méthode de traitement.	Coût moyen par tonne de boue à 90 0/0 d'eau y compris les intérêts, l'amortissement et toutes charges.
Évacuation simple sur le sol.	0ᶠʳ,20
Transport et évacuation en mer	0ᶠʳ,50
Enfouissement dans le sol, en tranchées.	0ᶠʳ,50
Compression en tourteaux.	de 0ᶠʳ,60 à 1ᶠʳ,15
Compression en tourteaux et incinération (non compris l'intérêt et l'amortissement).	1ᶠʳ,85

Il n'est pas douteux que les boues de sewage ont une valeur réelle comme engrais; mais les matières fertilisantes qu'elles renferment étant nécessairement mélangées à une masse considérable de substances inertes (sable, mâchefer, cendres, etc...), la possibilité de leur utilisation dépend surtout du prix de revient de leur transport à pied d'œuvre.

On doit prohiber l'emploi cultural des boues qu'on soupçonnerait pouvoir contenir des spores de bactéridies charbonneuses. Ce cas est exceptionnel d'ailleurs (eaux résiduaires de tanneries, de peignages de laines).

V

ODEURS DÉGAGÉES PAR LES STATIONS D'ÉPURATION

Toutes les stations d'épuration d'eaux d'égout sont susceptibles de dégager des odeurs désagréables : il faut en conséquence les éloigner des habitations, autant que possible.

Les odeurs sont beaucoup plus fortes lorsque le sewage contient des résidus de brasseries en assez grande quantité.

Par contre, certains résidus industriels, tels que les sels de fer facilitent les processus d'épuration.

Les odeurs sont en rapport, non seulement avec la composition du sewage, mais aussi avec le mode de traitement adopté.

« *Septic tank* ». — L'emploi des *fosses septiques* est plus offensif à cet égard que la précipitation chimique ou que la sédimentation simple. Lors de l'évacuation des boues, tous les bassins sont malodorants, mais les fosses septiques dégagent de l'hydrogène sulfuré en tout temps.

Si l'on couvre les fosses septiques et les canaux qui alimentent les lits bactériens, on diminue considérablement les odeurs ; mais les liquides fermentés renferment alors une plus grande proportion de gaz sulfurés et leur épuration ultérieure est rendue plus difficile.

Lits bactériens. — Les odeurs dégagées par les lits bactériens sont plus fortes lorsque l'eau est distribuée à leur surface par des becs pulvérisateurs ou des jets que lorsqu'elle est simplement déversée en pluie d'une faible hauteur, ou en lames minces. Aussi les lits percolateurs sont-ils, à ce point de vue spécial, plus « offensifs » pour l'odorat que les lits de contact.

Les sewages concentrés et ceux qui contiennent des résidus de brasserie ou de tannerie sont les plus odorants.

Il arrive parfois que certains lits bactériens dégagent des odeurs plus désagréables lorsqu'ils ont fourni un travail excessif. Il suffit alors de les laisser reposer pendant quelques jours et, lorsqu'on les remet en fonctionnement, les odeurs ne reparaissent pas.

A *Ilford* et à *Andover*, on a couvert avec des scories, sur une faible épaisseur, les tuyaux de distribution de l'eau à la surface des lits. Les odeurs ont été fortement réduites par cet artifice simple.

Épandage sur le sol. — Lorsque le sol est très perméable et que l'épandage n'est pas excessif, celui-ci n'est, en général, pas offensif. Mais, avec certains états atmosphériques, nombre de champs d'irrigation produisent de fortes odeurs. Aussi est-il nécessaire de les éloigner le plus possible des endroits habités.

Désodorisation des effluents de fosses septiques. — L'emploi des fosses septiques suivi de celui de lits percolateurs est, dans certains cas, le mode de traitement le plus économique; mais lorsque le liquide à épurer est très odorant et que ces odeurs constituent une gêne réelle pour le voisinage, on réussit à corriger cet inconvénient dans une large mesure par l'addition d'une petite quantité d'*hypochlorite alcalin*. On peut fabriquer ce dernier sur place par électrolyse et il existe en Angleterre un procédé pratique à cet effet, connu sous le nom de « *Oxychlorides, Limited* ».

Des expériences faites par la Commission à *Guildford* pendant plusieurs mois, sous la direction de *M. Carter*, ont montré que les hypochlorites, ajoutés à doses suffisantes pour supprimer toute odeur d'hydrogène sulfuré, ne diminuent en rien l'activité des lits bactériens.

La Compagnie des « *Oxychlorides* » a fourni les indications ci-après, relatives aux frais de désodorisation des liquides sortant des « *septic tanks* » par addition d'oxychloride fort :

Quantité d'oxychloride ajoutée par 1000 m³.	Coût par 1000 m³.
60 litres.	2^{fr},54
84 —	3^{fr},54
120 —	4^{fr},94

Le capital de premier établissement est le même dans chaque cas. Pour le sewage de *Guildford* il a été de 50 500 francs.

Certains sewages peuvent être suffisamment désodorisés par l'addition de 43 milligrammes de chaux par litre. C'est une question d'espèce. On essayera donc dans chaque cas les réactifs qui paraîtront les plus convenables.

VI

TRAITEMENT SPÉCIAL DES EAUX D'ORAGE

Les règlements adoptés par le *Local Government Board* édictent que les installations d'épuration doivent pouvoir traiter normalement un volume d'eau d'égout trois fois plus grand que celui produit en temps sec, et que, lorsque le volume normal de temps sec devient de trois à dix fois plus grand, le surplus de 3 à 6 doit être filtré sur des lits d'orage.

La Commission estime que ces règlements sont à modifier parce qu'ils ne sont pas suffisamment élastiques. Elle trouve que les dommages causés aux rivières par la décharge de masses importantes d'eaux d'orage résultent surtout de la quantité excessive de matières en suspension que ces masses d'eaux entraînent et qu'il est facile de séparer les matières dont il s'agit par une simple sédimentation.

Elle recommande donc, d'une manière générale :

1° De prévoir l'installation de deux ou d'un plus grand nombre de bassins susceptibles de recevoir l'excès d'eaux d'égout qui dépasse la capacité des fosses septiques ou des bassins de sédimentation ordinaires. Ces bassins, maintenus vides en temps normal, pourront retenir une masse d'eau d'égout au moins égale à 3 fois le débit moyen en temps sec.

2° Qu'aucun déversoir ne soit installé en aucune partie de la station d'épuration, hormis ceux qui doivent évacuer l'eau vers les bassins supplémentaires dont il est question ci-dessus.

3° Qu'autant que possible on ne construise pas de lits spéciaux d'orage, mais qu'on agrandisse suffisamment la station d'épuration pour qu'elle puisse traiter normalement la totalité du sewage qui doit être épuré, c'est-à-dire jusqu'à 3 fois le volume moyen en temps sec.

*
* *

Pollution des estuaires et des plages. — La nécessité de protéger les pêcheries et les parcs à coquillages oblige à empêcher les déversements d'eaux d'égout non épurées dans les estuaires ou au voisinage des plages. Il est toutefois difficile d'édicter des règles précises pour fixer le degré d'épuration exigible. Celui-ci variera suivant les circonstances. Il faut que les autorités sanitaires aient le pouvoir d'imposer à ce point de vue les conditions qu'elles jugeront utiles dans chaque cas.

CONCLUSIONS GÉNÉRALES

Il est possible d'épurer les eaux d'égout des villes, aussi complètement qu'on le désire, soit par l'épandage sur le sol, soit par traitement sur les filtres artificiels (lits bactériens), et il n'y a aucune différence essentielle entre les deux procédés.

Toutefois lorsqu'on se propose d'adopter un procédé d'épuration il y a lieu de considérer les deux points principaux : 1° le degré d'épuration exigé par suite des circonstances locales et selon la rivière ou cours d'eau dans lequel l'effluent épuré sera rejeté ; 2° comment ce degré d'épuration peut être, dans le cas dont il s'agit, obtenu le plus économiquement.

Élimination des matières en suspension. — Il est généralement désirable d'éliminer de l'eau d'égout, par un traitement préliminaire, la plus grande partie possible des matières en suspension, avant de l'épurer soit sur la terre soit sur les filtres artificiels.

Bassins de sédimentation. — La sédimentation *par repos* d'une durée de 2 ou 3 heures est ordinairement suffisante pour obtenir un effluent débarrassé de la presque totalité des matières en suspension ; mais il faut rappeler que certaines eaux d'égout entraînent une plus grande quantité de matières que les autres ; ces matières se déposent alors incomplètement. On ne peut donc donner aucune règle générale fixant la durée de la décantation. Dans la sédimentation par repos, les boues doivent être fréquemment évacuées des bassins.

Pour la sédimentation avec *écoulement continu*, le dépôt des matières en suspension ne dépend pas seulement de la durée du séjour de l'eau dans le bassin ; il dépend aussi de bien d'autres facteurs. Si l'effluent de ces bassins doit être épuré sur des lits à matériaux fins, la durée sera généralement de 10 à 15 heures. Les boues seront évacuées au moins une fois par semaine.

Fosses septiques. — Toutes les matières organiques en suspension dans l'eau d'égout ne se dissolvent pas dans les fosses septiques. La proportion de ces matières entrant en dissolution varie avec la composition de l'eau d'égout, la capacité des fosses comparativement au volume de l'eau traitée, et la fréquence de l'évacuation des boues. Dans une eau d'égout domestique, séjournant 24 heures en fosse septique, la dissolution est d'environ 25 pour 100.

L'effluent des fosses septiques est bactériologiquement presque aussi impur que l'eau d'égout entrant dans ces fosses.

L'eau d'égout domestique qui a séjourné en fosse septique n'est pas plus facilement oxydée par son passage au travers des lits bactériens que la même eau traitée par précipitation chimique ou par sédimentation.

On ne peut encore donner de règles définitives fixant la durée de fonctionnement des fosses septiques sans évacuation des boues. Dans le cas de petites installations d'épuration (agglomérations de 100 à 10.000 habitants) les boues ne seront évacuées que lorsque les matières en suspension dans l'effluent seront en assez grande quantité pour nuire au fonctionnement des filtres. Dans les grandes installations il est généralement recommandable d'évacuer de petites quantités de boues à de courts intervalles de temps.

La durée d'écoulement des eaux dans les fosses septiques doit être déterminée soigneusement; mais il y aura peu de cas où cette durée devra être de plus de 24 heures ou de moins de 12 heures. Il doit toujours y avoir 2 fosses septiques au moins, et chacune sera disposée de telle façon que, si cela est nécessaire, elle puisse être seule en service.

Pour la dissolution des boues et les qualités de l'effluent, les fosses septiques fermées n'offrent aucun avantage sur les fosses ouvertes. Cependant si la fosse septique et le canal distributeur aux filtres sont couverts, il se répand moins d'odeurs.

Si l'effluent de fosse septique, reçu dans une fosse de capacité égale à environ le quart du volume de l'eau traitée par jour, est traité par 28 à 42 milligrammes de chaux par litre, on réduit considérablement la quantité des matières en suspension dans cet effluent, et un beaucoup plus grand volume d'eau peut être épuré par mètre carré de lit bactérien; de plus, les odeurs sont notablement diminuées.

Précipitation chimique. — Dans le cas d'eaux d'égout contenant certaines eaux résiduaires industrielles, et d'eaux très chargées de villes ayant le tout à l'égout, il est généralement préférable de soumettre les eaux à une précipitation chimique avant d'oxyder la matière organique qu'elle contient. Dans le plus grand nombre des cas la précipitation chimique aide considérablement le dépôt des matières en suspension et facilite la filtration subséquente.

Il ne peut être donné de règles pour la capacité des bassins de précipitation. Avec écoulement continu, une durée d'écoulement de 8 heures est ordinairement suffisante pour obtenir un effluent convenable d'une eau d'égout de concentration moyenne. Pour les bassins de décantation par repos, une durée de dépôt de 2 heures est ordinairement suffisante.

Coût relatif des différents traitements. — S'il n'y a pas de circonstances spéciales exigeant un traitement particulier, il semble qu'il y ait très peu de différence dans le coût annuel entre les différentes méthodes lorsque l'épuration proprement dite est réalisée par les lits bactériens à percolation, et pourvu que le dispositif adopté dans chaque cas soit celui qui convient le mieux au traitement préliminaire considéré.

Lits bactériens. — Dans les limites ordinaires, la profondeur d'un lit de contact n'a aucune influence sur son efficacité par mètre cube de matériaux.

Il n'est généralement pas à recommander de construire des lits de contact d'une profondeur supérieure à $1^m,80$ ou inférieure à $0^m,75$.

Pratiquement, et avec une bonne distribution, la même épuration peut être obtenue avec la même quantité de *gros* matériaux, que ceux-ci soient arrangés en lits à percolation profonde ou peu profonde, si le volume de l'eau traitée est le même par mètre cube de matériaux dans chaque cas.

Pour les lits bactériens à percolation construits en matériaux *fins*, si le liquide à épurer ne contient pas de matières en suspension, et si une aération complète peut être maintenue, il en serait de même que pour les lits de gros matériaux. En pratique, cependant, ces conditions peuvent rarement être maintenues avec des grands volumes d'eaux traités, et la plus grande efficacité peut être obtenue aussi bien dans les lits de

matériaux fins peu profonds, que dans les lits profonds. On
ne peut pas encore établir exactement une relation quantitative
entre ces deux dispositifs de lits.

Le volume d'eau d'égout qui peut être épuré par mètre
cube de lit de contact ou de lit à percolation varie, dans les
limites pratiques, presque inversement avec la concentration
du liquide traité. Ceci est donné en tenant compte de ce fait
que le volume des matériaux dont le lit est formé, dans chaque
cas, doit être approprié à la composition du liquide à épurer,
et que les matériaux doivent avoir une épaisseur suffisante
pour assurer l'efficacité maxima.

En tenant compte de la perte graduelle de capacité *des lits
de contact*, un mètre cube de matériaux de *lits à percolation*
épurera environ deux fois plus de liquide qu'un mètre cube de
matériaux de *lits de contact*.

Dans le cas d'eaux d'égout contenant des substances qui
entravent l'activité des microbes, le travail effectué par mètre
cube de matériaux est le même dans les deux cas, mais ceci
n'est pas clairement établi.

Les lits à percolation se prêtent mieux aux variations de
volume des eaux à traiter que les lits de contact.

Les effluents des lits à percolation sont ordinairement beaucoup mieux aérés que ceux des lits de contact, et (à part les
matières en suspension) sont d'une composition plus uniforme. Lorsqu'on vide un lit de contact, les premières eaux
qui s'écoulent sont beaucoup plus impures que l'effluent
moyen du lit.

Les odeurs sont plus fortes avec les lits à percolation
qu'avec les lits de contact.

Dans les lits à percolation, les mouches peuvent devenir
gênantes, surtout dans les lits de gros matériaux. Dans les
mois chauds de l'année, de tels lits sont remplis de *Psycho-
didae* qui se disséminent en grand nombre jusque sur les murs
des maisons aux environs des intallations.

Traitement des eaux d'égout sur le sol. — Il n'y a aucune dis-
tinction essentielle entre les eaux épurées par le sol ou par les
lits artificiels.

Les effluents des terrains d'épandage qui sont particulièrement propres à l'épuration des eaux d'égout, contiennent seu-

lement une petite quantité de matière organique non oxydée, et sont ordinairement mieux épurés que les effluents des lits artificiels tels qu'ils sont construits et employés actuellement.

Lorsque les terrains d'épandage ne conviennent pas parfaitement à l'épuration des eaux d'égout, les effluents qu'on en obtient sont généralement très impurs.

Effet des eaux résiduaires industrielles. — Toutes les eaux résiduaires industrielles empêchent ou retardent l'épuration, mais on ne connaît aucun cas où l'admission des eaux résiduaires industrielles a rendu impossible l'épuration des eaux d'égout sur le sol ou sur les lits artificiels, quoique dans certaines circonstances des procédés spéciaux de traitement préliminaire soient nécessaires.

Odeurs. — Dans toutes les installations, il peut se dégager parfois des odeurs désagréables; aussi ces installations doivent-elles être autant que possible, éloignées des habitations.

Ces odeurs sont plus fortes lorsque les eaux d'égout contiennent des eaux résiduaires de brasserie; mais, par contre, la présence de certaines eaux résiduaires contenant par exemple des sels de fer ou des matières goudronneuses, rendent l'épuration moins malodorante.

L'importance de ces odeurs dépend non seulement de la composition des eaux d'égout, mais aussi de la méthode d'épuration employée.

OBSERVATIONS SUR LE CHOIX D'UNE MÉTHODE DE TRAITEMENT DES EAUX D'ÉGOUT

Généralités. — Le choix d'une méthode de traitement des eaux d'égout et la disposition de l'installation nécessitée par cette méthode de traitement, dépendent principalement des circonstances locales et on doit être guidé par les considérations suivantes :

Il sera dit plus loin (types d'épuration) que le degré d'épuration qui doit être imposé dans un cas particulier dépendra des circonstances locales et que les autorités s'attacheront à déterminer par quel moyen on peut atteindre le plus économiquement le but cherché. Si une étendue suffisante de bonne terre perméable, sur laquelle l'eau d'égout peut s'écouler par gravitation, peut être acquis au prix de 6.000 francs l'hectare environ, le traitement par le sol sera ordinairement le plus économique. S'il est nécessaire d'obtenir un effluent parfaitement épuré, il peut être moins coûteux de payer un prix élevé pour une bonne terre, plutôt que d'adopter le traitement artificiel, car les effluents obtenus par le traitement des eaux d'égout sur les filtres artificiels, sont généralement inférieurs à ceux obtenus par le traitement de ces eaux sur un sol convenable, et il sera alors exigé un traitement supplémentaire des effluents des filtres artificiels. Sur un bon sol, une eau d'égout de concentration moyenne, dont on aura éliminé la majeure partie des matières en suspension, peut être déversée à raison de 337 mètres cubes par hectare et par jour, avec production d'un effluent très bien épuré. Si le sol n'était pas de qualité moyenne, capable de ne traiter, par exemple, que la moitié du volume indiqué plus haut, son utilisation peut encore être économique s'il peut être acquis au prix de 3.000 francs l'hectare environ.

Lorsqu'on ne peut disposer que de terres argileuses ou peu perméables, le traitement artificiel sera moins coûteux et plus efficace.

Il faut aussi considérer, pour savoir si l'on doit adopter l'un ou l'autre traitement, la situation et le niveau du sol, et quel que soit le système, il est essentiel d'établir l'installation dans un endroit qui permette les agrandissements.

Choix du procédé artificiel. — Les différentes méthodes de *traitement préliminaire*, employées dans les conditions favorables à chacune, coûtent sensiblement le même prix si l'on tient compte de l'épuration sur lits bactériens qui en dérive. Pour cette raison le choix du traitement préliminaire dépendra surtout des conditions locales et des facilités de traitement des boues.

Si les circonstances font que des quantités considérables de boues peuvent être, soit transportées à la mer, soit enfouies dans le sol, soit vendues pressées comme engrais, il sera probablement plus économique d'adopter un traitement permet-

tant la meilleure élimination des matières en suspension des
eaux d'égout. Si, d'un autre côté, il est indispensable d'avoir
aussi peu de boues et des dragages aussi rares que possible,
les fosses septiques ou les bassins de sédimentation par
écoulement continu seront les plus économiques.

La situation de l'installation et les odeurs qui peuvent s'en
dégager seront également à considérer pour le choix du traitement préliminaire.

Les *lits bactériens de contact*, avec un seul contact, donneront généralement un bon effluent lorsque l'eau d'égout est
diluée, mais seulement si le traitement préliminaire a été efficace. Pour l'épuration des eaux d'égout diluées, partiellement
sédimentées, et aussi pour les eaux d'égout de moyenne
concentration partiellement sédimentées, lorsqu'on devra
exiger un bon effluent, il est nécessaire d'épurer par double
contact.

Mais, dans presque tous les cas, on pourra traiter un grand
volume d'eau en adoptant le système des *lits à percolation* plutôt que celui des *lits de contact*. Le volume d'eau traité par
mètre cube de lits à percolation peut généralement s'élever au
double de celui qu'il est possible d'admettre sur les lits de
contact.

Pour les lits à percolation, si l'eau d'égout est diluée, et si
le traitement préliminaire a éliminé la plus grande partie des
matières en suspension, il est probablement préférable, dans
la plupart des cas, d'employer les lits peu épais et construits
en matériaux fins.

Si l'eau d'égout est concentrée, et spécialement si le traitement préliminaire laisse échapper une quantité considérable
de matières en suspension, il est recommandable d'employer
des lits profonds et construits avec de gros matériaux.

Si l'eau à traiter contient beaucoup de matières en suspension, il est ordinairement préférable d'établir des lits à percolation avec de gros matériaux, *quelle que soit la concentration
de l'eau d'égout*.

Pour les eaux d'égout de moyenne concentration, dont la
plus grande partie des matières en suspension aura été retenue par le traitement préliminaire, on peut employer indiffé-
remment des matériaux gros ou fins.

Avec une eau d'égout de faible concentration et très bien clarifiée, une couche de matériaux très fins comme le sable, superposée au lit bactérien, donnera de bons résultats avec un taux de traitement de 2400 et même de 2900 litres par mètre cube de matériaux par jour. Dans ce cas, toutefois, le sable de surface devra être lavé à de courts intervalles : environ une fois chaque semaine.

CHAPITRE XIII

ÉPURATION DES EAUX RÉSIDUAIRES INDUSTRIELLES
ÉPURATION CHIMIQUE DES EAUX RÉSIDUAIRES DE TEINTURERIE

Les eaux résiduaires de teinturerie ont une composition chimique très variable : les unes sont acides, les autres alcalines, et dans certaines usines on pratique le blanchiment en même temps que la teinture. Ces eaux sont le plus souvent très diluées et seulement teintées de couleurs variées.

Le premier traitement qu'on doive leur faire subir est de les rendre neutres ou légèrement alcalines. Il arrive souvent que le mélange de toutes les eaux de l'usine, venant des divers ateliers, est suffisant pour obtenir la presque neutralité et qu'alors il n'est nécessaire d'ajouter que de très petites quantités de chaux. On doit toujours se garder d'élever, par l'addition d'une grande quantité de chaux, le degré hydrotimétrique, ce qui pourrait gêner considérablement l'emploi de l'eau de la rivière par les usines établies en aval.

La chaux produit déjà le plus souvent une précipitation et la décoloration partielle des eaux; mais il faut remarquer que les solutions alcalines de certaines matières colorantes sont quelquefois plus colorées que les solutions acides. Le sulfate ferrique et le sulfate d'alumine seuls ou associés peuvent donner de très bons résultats de décoloration, tout en éliminant les matières en suspension. Dans chaque cas particulier on devra déterminer le meilleur précipitant et la quantité optima de ce précipitant à employer.

On a décrit de très nombreux appareils pour la décantation et la filtration des eaux traitées par les composés chimiques. Nous croyons utile d'en décrire deux nouveaux qui nous semblent construits d'une façon ingénieuse et vraiment pratique ([1]).

1. — APPAREIL WAITE

D'abord construit pour l'épuration des eaux de rivières polluées devant servir à l'industrie, l'appareil *Waite* a été expé-

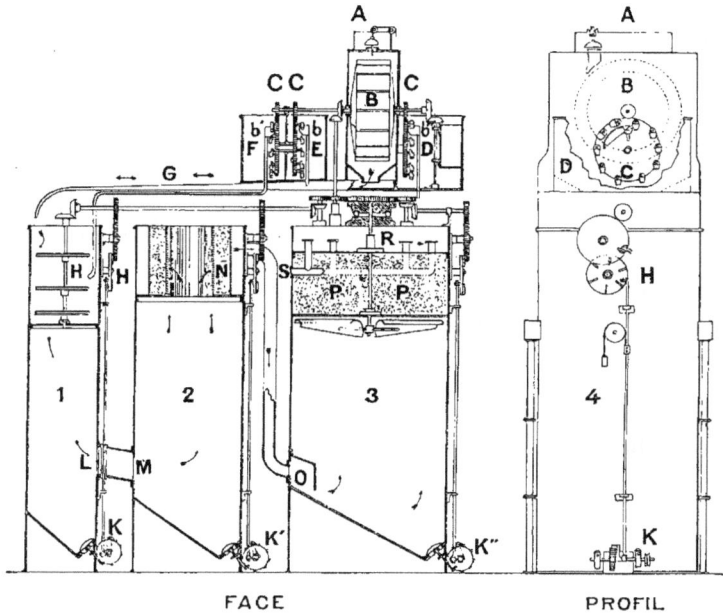

FACE   PROFIL

Fig. 17. — Appareil Waite.

A. — Conduite d'arrivée des eaux résiduaires.
B. — Roue hydraulique motrice.
C. — Roues à auges.
D, E, F. — Bassins à réactifs.
G. — Canalisation des eaux vers la tour 1.

1. — Tour de mélange.
2, 3. — Tours de décantation et de filtration.
H. — Commande automatique des vannes K.
K. — Vannes d'évacuation des boues.

rimenté pour l'épuration des eaux résiduaires de teintureries.
L'appareil (fig. 17) se compose de 3 tours verticales en fer.
L'eau à épurer est pompée au-dessus des tours et tombe par

([1]) Nous devons ces renseignements à M. H. Maclean WILSON, Chief Inspector of the *West Riding Rivers Board*, *Wakefield*.

A sur une petite roue à eau B qui entraîne : 1° un appareil très simple FED permettant d'ajouter le précipitant en quantité proportionnelle au volume de l'eau à épurer; 2° un autre appareil H qui, à la partie supérieure de la première tour, mélange l'eau avec les réactifs, et enfin 3° fait manœuvrer automatiquement des vannes d'évacuation des boues placées à la partie inférieure des tours k, k', k''.

L'eau additionnée de réactif s'écoule dans la première tour où le mélange est effectué, puis, par une ouverture à $0^m,50$ ou $0^m,60$ du fond L, se rend dans la deuxième tour M. Dans celle-ci l'eau s'élève vers la partie supérieure et pour s'en échapper doit traverser un filtre circulaire en copeaux de bois N. L'eau est alors dirigée près du fond de la troisième tour O dans laquelle elle passe de bas en haut dans un nouveau filtre de copeaux de bois P. Elle sort épurée en R et est évacuée par S.

Les avantages de cet appareil sont que, par suite de la hauteur des trois tours, les bassins de décantation sont très profonds et la vitesse d'écoulement étant très réduite, le dépôt des matières en suspension est facile. De plus, la méthode d'addition des réactifs et d'évacuation des boues est ingénieuse.

Une quantité suffisante de solution des précipitants est introduite chaque jour dans trois petits bassins b, b', b'' à la partie supérieure des tours, pour le traitement journalier de toutes les eaux résiduaires. Chacun des bassins peut recevoir un réactif différent, ce qui permet de faire agir trois précipitants simultanément si cela est jugé nécessaire. Dans ces bassins tourne une roue à augets; les augets se remplissent d'une certaine quantité de la solution de réactif qu'ils déversent dans l'eau à traiter, après son passage sur la roue à eau qui donne le mouvement. De sorte que, plus le volume d'eau résiduaire est grand, plus la roue à eau tourne vite et par suite plus il y a de réactif déversé dans l'eau résiduaire.

L'évacuation automatique des boues est aussi réglée par le volume de l'eau qui entre dans l'appareil et, par une série d'engrenages et de roues dentelées, on peut effectuer l'évacuation à des intervalles fixés, par exemple de quart d'heure à une heure.

Les boues sont dirigées par une canalisation sur un filtre en scories et l'eau qui s'en écoule est traitée à nouveau.

Un appareil pouvant épurer 13^{m3},6 par heure et élevant l'eau à une hauteur de 13^m,50 a les dimensions suivantes. La première tour (mélange) a 9 mètres de haut et 0^m,90 de diamètre; capacité 6 mètres cubes environ. La deuxième tour (1re filtration) a 9 mètres de haut et 2^m,40 de diamètre; capacité 42^{m3},7. Outre cette tour, il est recommandé d'établir deux tours semblables de filtration ayant 9 mètres de haut et 2^m,10 de diamètre; capacité 32^{m3},7. La vitesse d'écoulement de l'eau est de 50 millimètres par minute dans les deux premières tours et de 32 millimètres par minute dans les deux autres.

La surface totale occupée par l'appareil est de 138 mètres carrés y compris 48 mètres carrés pour les filtres à boues.

Au début les réactifs employés étaient la chaux, l'alumino-ferrique et la soude. Depuis, on a supprimé l'addition de soude et on ajoute 160 grammes de chaux et 110 grammes d'aluminoferrique par mètre cube d'eau.

L'effluent peut être réemployé, mélangé à de l'eau de puits, ce qui procure une économie lorsque l'usine est obligée de payer l'eau de la ville.

Le prix de l'appareil seul est de 13.250 francs sans compter les filtres à boues, la pompe, le réservoir d'alimentation de la pompe et les canalisations.

Les frais de main-d'œuvre, produits chimiques, etc., sont de 40^{fr},50 pour traiter 1000 mètres cubes par semaine.

II. — Appareil Mackey-Akeroyd

Cet appareil, breveté par *W. Mc D. Mackey*, a été expérimenté avec succès dans une teinturerie où on emploie principalement les couleurs d'aniline acides ou neutres, avec les myrobolans et un sel de fer. Comme autres produits chimiques contenus dans les eaux, on trouve le bichromate de potasse et l'acide sulfurique et aussi quelquefois un chlorure décolorant. Les essais ont porté sur 136 mètres cubes par jour en moyenne.

Toutes les eaux résiduaires sont reçues dans une fosse

d'une capacité de près de 6 mètres cubes, un peu trop petite pour les grands afflux d'eaux, mais la place était limitée. De cette fosse les eaux sont élevées par une pompe dans un grand réservoir de mélange en bois d'une capacité de $47^{m3},7$ porté sur des piliers de maçonnerie à une hauteur de 6 mètres.

Dans un petit bassin en bois B (fig. 18) placé au-dessus du réservoir de mélange, on met de la chaux qui est délayée avec une partie de l'eau résiduaire et maintenue en mouvement par une roue actionnée par la chute de l'eau à traiter. La

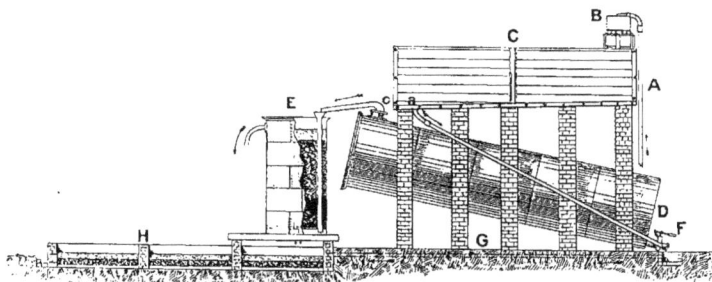

Fig. 18. — Appareil Mackey Akeroyd.

A. — Arrivée des eaux.
B. — Bac à réactif.
C. — Réservoir de mélange.
D. — Chaudière de décantation.
E. — Filtre pour les eaux décantées.
F. — Vanne d'évacuation des boues.
G. — Canalisation d'évacuation des boues.
H. — Filtre à boues.

quantité de chaux nécessaire pour obtenir une bonne précipitation varie considérablement d'un jour à l'autre, car l'eau résiduaire est quelquefois très acide, puis neutre et même alcaline; mais habituellement on en emploie 350 grammes par mètre cube.

L'eau résiduaire mélangée au lait de chaux se déverse au-dessous du niveau de l'eau dans le réservoir de mélange G. Elle s'écoule par une ouverture pratiquée dans le fond à la partie la plus éloignée de l'entrée, en a. L'utilité de ce réservoir est de mélanger autant que possible les eaux résiduaires de composition différente pour avoir un liquide moyen et de laisser agir la chaux.

De ce réservoir les eaux entrent dans le fond d'une sorte de chaudière cylindrique D, placée au-dessous et inclinée sous un angle de 12 degrés avec le sol. On a soin de maintenir le liquide dans la chaudière à une pression constante. Cette chaudière a 7ᵐ,40 de longueur et 2ᵐ,25 de diamètre avec une capacité de 35 mètres cubes. L'orifice de sortie est au point le plus haut c, quoique au-dessous du fond du réservoir de mélange, de sorte que la chaudière est toujours remplie d'eau, qui, pendant le fonctionnement, entre constamment par le fond F, et sort par le haut c.

L'idée nouvelle qui a permis l'obtention du brevet est que le liquide qui traverse la chaudière abandonne les matières en suspension qui s'accumulent dans les parties basses et forment ainsi un obstacle, un crible, lequel retient les matières en suspension du liquide qui arrive de nouveau et ainsi leur dépôt en est facilité. De plus, le tuyau d'amenée des eaux est dirigée vers le haut, ce qui communique un remous au liquide et aide probablement au dépôt des matières solides. La boue qui s'accumule dans les parties basses de la chaudière est évacuée par F dans une canalisation spéciale, environ une fois par semaine ; mais il faut avoir soin d'en conserver une certaine quantité dans la chaudière pour la raison indiquée plus haut.

L'effluent ainsi débarrassé de la plus grande partie des matières en suspension passe de bas en haut dans un filtre à coke E ; un dispositif permet d'éviter le siphonnement. Ce filtre est une cuve cylindrique en tôle de 1ᵐ,95 de diamètre et de 3ᵐ,60 de haut, remplie sur une hauteur de 2ᵐ,70 de morceaux de coke de 12 à 57 millimètres. Le fond ne contient pas de coke sur 0ᵐ,45 de hauteur : c'est de là que le liquide s'élève pour être filtré. L'effluent est dirigé sur un barrage où il se mélange avec l'eau de la rivière, pour servir à la condensation. La boue qui s'accumule au bas du filtre est évacuée environ une fois par jour dans la canalisation spéciale, et le filtre est lavé par l'évacuation en sens inverse du liquide qu'il contient, c'est-à-dire de haut en bas.

Toutes les boues sont dirigées sur des filtres de scories H de 0ᵐ,60 de hauteur, bien drainés. Après quelques jours elles ont perdu assez d'eau pour pouvoir les mettre à sécher à l'air sur le sol. Pour les volumes d'eaux indiqués on a produit environ 12 tonnes de boues séchées à l'air en quatre mois.

Cet appareil a le grand avantage de tenir peu de place (seulement 100 mètres cubes). Le prix pour une installation complète pouvant traiter 15^{m3},6 à l'heure est estimé par M. Mackey à 8750 francs. Ce prix serait réduit pour de plus grandes installations. Avec une consommation moyenne de 350 grammes de chaux par mètre carré, le prix du traitement est environ de 1 fr. 35 par jour auquel il faut ajouter les frais de pompage. L'addition de chaux et l'enlèvement des boues n'exige que le travail d'un homme pendant une heure.

La méthode employée pour ajouter le précipitant doit être réglée. La chaux seule ne donne pas de très bons résultats, car l'effluent a une trop grande dureté et son mélange avec les eaux de la rivière peut causer des ennuis aux usiniers établis en aval et se servant de ces eaux.

L'effluent final ne contient généralement plus de matières en suspension, mais il est encore un peu coloré en vert ou jaunâtre.

D'après les expériences faites, l'eau circule pendant 20 minutes dans le réservoir de mélange, 50 minutes dans la chaudière de décantation et 50 minutes dans le filtre, ce qui fait qu'elle met 100 minutes à traverser tous les appareils.

III. — Traitement biologique des eaux résiduaires industrielles a réaction acide

Nous avons fait remarquer à plusieurs reprises dans les volumes précédents, — et cela est aussi rappelé dans le rapport de la Commission royale anglaise, — que l'on peut, par certaines modifications, variant suivant la composition des eaux résiduaires industrielles, adapter les méthodes biologiques à l'épuration de ces eaux et qu'on a presque toujours un grand avantage à entreprendre des essais dans une petite installation expérimentale. On connaît déjà l'appareil *Scott-Moncrieff* qui permet ces essais. Nous avons nous-mêmes établi un dispositif de laboratoire décrit page 51 (chap. V).

Dans une étude du traitement des eaux d'égout acides *A.-H. Fardon* [1] décrit un petit appareil à écoulement inter-

[1] *Journal of The Royal Institute of Public Health*, January 1909, p. 35.

mittent, permettant d'expérimenter sur de très faibles volumes
d'eau.

Un flacon réservoir remplit un petit vase qui se vide lorsqu'une pince est ouverte par la tige d'un flotteur mû par un
réservoir à siphon analogue à ceux des water-closets. L'eau à
épurer tombe sur un disque en porcelaine perforée placé dans
un tube sur une sorte de petit lit bactérien formé de divers
matériaux. Ce tube a 50 centimètres. Au fond, l'évacuation se
fait par un plan incliné qui dirige l'effluent vers un orifice
d'où il tombe dans un deuxième tube semblable, puis dans
d'autres tubes. On peut recueillir des échantillons de l'eau
ayant passé dans chaque tube.

L'écoulement continu est obtenu par des tubes effilés, disposition analogue à celle que nous-mêmes avons adoptée pour
nos essais de nitrification continue il y quelques années.

L'eau d'égout de *Bradford*, qui a été employée pour ces
expériences, est très chargée et contient surtout beaucoup
de matières grasses. Le volume journalier est d'environ
60 000 mètres cubes. Il est traité par l'acide sulfurique de façon
à ce que l'eau garde une acidité de 50 à 100 milligrammes
par litre. Il est alors mis à décanter dans de grands bassins,
et le liquide acide est envoyé à la rivière. On a entrepris de
très nombreuses expériences sur l'effluent de ces bassins de
décantation, soit acide, soit neutralisé, soit rendu alcalin.

Les résultats ont montré que, jusqu'à certaines limites,
l'acidité n'empêche pas l'épuration dans les lits bactériens,
quoiqu'il n'y eût pas de nitrification (sauf une très faible dans
une série d'expériences) à moins de neutraliser l'acidité dans
le lit.

L'addition d'acide dans une eau d'égout diminue considérablement le nombre des germes, comme le montrent les résultats suivants :

	ENSEMENCEMENTS	
	sur gélose.	sur gélatine.
Eau d'égout brute.	2.225.500 par cmc.	7.650.000 par cmc.
— acide.	28.000 —	448.000 —

Cette réduction est due en partie à la précipitation mécanique, mais surtout à l'acidité, car elle est surtout marquée

pendant la première heure après l'addition d'acide et avant
que la sédimentation se soit opérée. Plus tard la diminution
est faible.

Il faut noter que les bactéries du groupe du *Bacterium coli*
ne sont pas entièrement détruites en 24 heures, tandis que le
Bacille typhique disparaît en 50 minutes.

Dans toutes les expériences, l'épuration a été appréciable.
Il est cependant à remarquer que la quantité d'ammoniaque
augmente sensiblement et que la nitrification est très lente à
s'établir dans les lits. Mais l'acidité disparaît toujours pour
être remplacée par une réaction alcaline. L'eau brute, presque noire au début, devient brun clair après addition d'acide
et l'effluent des lits n'a plus qu'une couleur jaune pâle.

Le pourcentage d'épuration augmente avec la profondeur
des lits comme le montrent les résultats suivants :

	PROFONDEUR DES LITS				
	0 m. 50	0 m. 60	0 m. 90	1 m. 20	1 m. 50
Oxygène absorbé en 4 heures.	44	65	73	85	86
Azote albuminoïde	56	64	78	79	82
Ammoniaque (augmentation). .	26	42	94	86	42

D'autre part, le pourcentage d'épuration est d'autant plus
élevé que la quantité d'eau traitée par unité de surface et de
temps est plus faible.

	VOLUME D'EAU PAR M² ET PAR JOUR		
	0 m³ 280	0 m³ 560	1 m³ 120
Oxygène absorbé en 4 heures.	67	65	48
Azote albuminoïde	85	85	52
Nitrates	traces.	traces.	néant.

La dimension des matériaux des lits a une grande importance et les résultats les meilleurs sont obtenus avec les matériaux les plus fins :

	DIAMÈTRE DES MATÉRIAUX		
	12 à 18 mm.	5 à 6 mm.	2,5 à 5 mm.
Oxygène absorbé en 4 heures.	44	52	68
Azote albuminoïde	»	42	53
Ammoniaque (augmentation). .	15	15	16
Nitrates	présence.	traces.	néant.

Cependant le lit composé des plus fins matériaux commença
à se colmater à la fin de l'expérience.

Les deux derniers tableaux se rapportent à l'épuration d'eaux neutralisées par la chaux; mais une nouvelle série d'expériences avec l'eau acide a donné des résultats analogues.

Quelques essais de filtration sur la terre ont donné une très bonne épuration. Par contre les lits de contact, employés soit avec l'eau acide, soit avec l'eau neutralisée, ont donné des résultats si inférieurs à ceux des lits à percolation, qu'on doit les rejeter pour le traitement de ces eaux.

Les conclusions de *A.-H. Fardon* sont les suivantes :

Un grand nombre de facteurs importants, tels que les dimensions des différents matériaux des lits bactériens, la profondeur des lits, la méthode de répartition, le taux de déversement, etc., peuvent être facilement déterminés au laboratoire sans grands frais, avant de construire l'installation d'épuration.

Le traitement préliminaire des eaux d'égout par un acide minéral, par exemple pour séparer les matières grasses des eaux résiduaires de peignages de laine, n'est pas un obstacle au traitement par les méthodes biologiques. Les acides détruisent un grand nombre des bactéries des eaux d'égout, en particulier le bacille typhique, mais il en reste suffisamment pour que peu à peu un lit bactérien devienne actif.

Les méthodes de distribution continue ou intermittente donnent des résultats semblables, mais la méthode par simple contact ne peut être employée pour une eau d'égout acide.

Les processus de maturation et de nitrification sont considérablement retardés dans les lits sur lesquels on traite une eau d'égout acide.

Une acidité de 100 à 120 milligrammes par litre est rapidement neutralisée, même par des matériaux inertes comme le coke. La neutralisation préalable ne hâte pas la maturation des lits.

ADDENDUM

___

SERVICE D'ANALYSE POUR LA RECHERCHE DES POLLUTIONS PRODUITES DANS LES COURS D'EAU PAR LES DÉVERSEMENTS D'EAUX RÉSIDUAIRES INDUSTRIELLES

En exécution des instructions de M. le Conseiller d'État, directeur général des eaux et forêts, nous avons reçu des demandes d'analyses pour la recherche des contaminations produites dans les cours d'eaux par les déversements industriels. On trouvera ci-après un court résumé de chacun des rapports que nous avons adressés aux inspecteurs du service des eaux et forêts au sujet des échantillons prélevés par leurs soins.

Voici d'abord le texte de l'instruction que nous avons établie pour ces prélèvements :

INSTRUCTION

SERVICE DES ANALYSES D'EAUX RÉSIDUAIRES INDUSTRIELLES

Recherche de la pollution produite dans les cours d'eau par le déversement des eaux résiduaires industrielles.

1° Pour que cette recherche soit possible, il faut prélever les échantillons à six endroits différents :

a) A 100 mètres en amont du point de déversement;

b) Au point de déversement;

c) A 100 mètres en aval du point de déversement;

d) Eau résiduaire industrielle telle qu'elle est déversée;

e) Échantillon du dépôt boueux s'il y a envasement du cours d'eau.

2° Il sera prélevé, de chaque échantillon, deux litres. Les vases seront autant que possible neufs, ou, tout au moins, lavés abondamment et plusieurs fois avec l'eau à analyser. Les bouchons de liège seront neufs. Chaque vase sera soigneusement étiqueté.

3° Le prélèvement n'aura lieu que par temps sec.

4° Expédier les flacons, entourés de sciure de bois et de glace, par chemin de fer en grande vitesse (franco à domicile) à l'Institut Pasteur à *Lille (Nord)*. *Service des analyses d'eaux.*

5° Répondre au questionnaire ci-contre.

Observations particulières :

. . . .

QUESTIONNAIRE

1° Quel est le volume de l'eau résiduaire déversée, par rapport au volume d'eau qui s'écoule dans la rivière ou le cours d'eau?

2° Le déversement d'eaux résiduaires est-il continuel ou intermittent? (Se préoccuper du moment du déversement pour ne prendre les échantillons que lorsqu'il a lieu.)

3° L'aspect et l'odeur de l'eau de la rivière changent-ils d'une façon manifeste après le déversement?

4° Quelle est la nature des eaux résiduaires déversées? et par quelles industries?

Sur 56 enquêtes que nous avons examinées, concernant le déversement d'eaux les plus diverses, nous avons conclu sept fois qu'il n'y avait pas lieu à interdiction. Pour les autres, un traitement préalable des eaux résiduaires devait être exigé.

Nous estimons qu'on ne doit évidemment pas demander aux industriels de rejeter dans les cours d'eaux des eaux plus pures que celles qu'ils leur empruntent et même que, dans certaines circonstances, l'administration a le devoir de se montrer tolérante, en particulier lorsque les quantités d'eaux résiduaires rejetées au moment du plus fort débit ne représentent qu'une minime portion du débit de cette rivière.

Pour les eaux résiduaires ne contenant que des matières organiques en solution, il existe des procédés assez économiques permettant de rendre les eaux imputrescibles. Nous avons déjà étudié quelques-uns de ces procédés et nous en avons publié les résultats.

Pour les autres eaux résiduaires il y a deux cas où le déversement doit être interdit formellement :

1° *Les eaux contenant des acides libres minéraux*, tels que l'acide sulfurique et chlorhydrique employés dans les tréfileries. Ces acides dissolvent et maintiennent en solution un certain nombre de métalloïdes et métaux très toxiques. Les eaux dont il s'agit seront avantageusement traitées par la chaux qui donnera des sels non toxiques en précipitant tous les oxydes des autres métaux. Il est nécessaire que ces oxydes soient retenus par une bonne décantation car ils pourraient se redissoudre sous certaines influences dans le lit de la rivière.

2° *Les eaux chargées de matières en suspension.* Lorsque ces matières sont inertes, leur déversement dans les cours d'eaux n'a que l'inconvénient d'envaser leur lit, mais si ces matières sont organiques (par exemple la cellulose des drèches de betteraves ou de pommes de terre) elles se déposent au fond du lit de la rivière et y fermentent en produisant des composés nuisibles pour la vie des poissons et des odeurs désagréables pour les riverains. Il est donc indispensable de prescrire aux industriels de ne déverser dans les cours d'eaux que des eaux ne contenant pas de matières en suspension.

Résultats sommaires des analyses effectuées à l'Institut

INSPECTION	LIEU DE PRÉLÉVEMENT	EAU RÉSIDUAIRE DE	CONSTATATIONS
Montargis. . . .	C. — Loiret	Fabrique d'acide sulfurique et de superphosphates.	Empoisonnement du poisson dans la rivière du Solin.
Raon-l'Étape . .	E. — Vosges	Féculerie.	Contamination de la rivière la Valdange.
Abbeville	H. — Somme. . . .	Distillerie.	Contamination de rivière.
Id.	N. — Somme. . . .	Distillerie.	Id.
Dieppe	A. — Seine-Infér.. .	Fabrique de soie artificielle.	Empoisonnement du poisson dans la rivière la Béthune.
Bonneville. . . .	C. — Haute-Savoie.	Fabrique de chlorate de potasse.	. . . .
Id.	G. — Id.	Fabrique de chlorure de calcium.	. . . .
Briançon	B.	Traitement des bourres de soie.	Contamination de la Durance.
Raon-l'Étape . .	. . . .	Teinturerie de laine.	Contamination de la Meurthe.
Id.	. . . .	Id.	Id.
Remiremont. . .	. . . .	Fabrique et teinturerie de papiers.	Contamination du ruisseau Sainte-Anne.
Die	Drôme	Teinturerie.	. . . .
Id.	Id.	Tannerie	. . . .
Lamarche. . . .	G. — Vosges	Papeterie.	Contamination de la Saône.
Troyes (Aube). .	. . . .	Teinturerie	Contamination de la Vacherie.
Id.	. . . .	Id.	Id.
Id.	. . . .	Filature et teinturerie.	Contamination de la Seine.
Id.	. . . .	. . . .	Id.

Pasteur de Lille pour le Service des Eaux et Forêts.

DATE	CONCLUSIONS DES ANALYSES
Janvier 1905. . .	Les eaux ne contiennent pas d'acides libres ni de produits toxiques. L'empoisonnement des poissons peut être attribué à un déversement accidentel d'eaux très acides qu'on ne peut constater par l'analyse des échantillons.
Id.	Eaux nuisibles aux poissons par suite des matières organiques en suspension qu'elles apportent dans la rivière.
Id.	La cause de contamination ne peut être attribuée aux eaux résiduaires de l'usine.
Id.	Eaux résiduaires putrescibles pouvant contaminer les eaux de la rivière.
Février 1905. . .	Les prélèvements ont été effectués trop tardivement pour qu'on puisse retrouver des produits toxiques pour les poissons. L'empoisonnement a été occasionné probablement par un déversement accidentel d'eaux nuisibles.
Mars 1905	Pas de produits nuisibles pour le poisson.
Id.	Id.
Juin 1905	Eaux très contaminées, nuisibles aux poissons, doivent être épurées.
Id.	Les eaux de la Meurthe ne semblent pas sérieusement contaminées par le déversement de ces eaux, il serait cependant à recommander d'éliminer les matières grasses qu'elles contiennent.
Id.	Id.
Juillet 1905 . . .	La contamination est due uniquement à la fermentation des matières cellulosiques qui se déposent dans le ruisseau : il y a lieu de prescrire une décantation parfaite des eaux avant leur évacuation.
Id.	Eaux acides à neutraliser avant leur rejet.
Id.	La pollution du ruisseau est faible mais il faut prescrire une décantation parfaite des eaux qui doivent être légèrement alcalines avant leur déversement.
Août 1905	Pas de contamination si ce n'est par les matières en suspension qui doivent être éliminées des eaux avant leur déversement.
Id.	Contamination surtout par les matières en suspension.
Id.	Id.
Id.	Contamination très peu importante. Les matières en suspension doivent être éliminées.
Id.	La Vacherie contaminerait peu la Seine si les eaux n'y apportaient pas de matières en suspension putrescibles.

INSPECTION	LIEU DE PRÉLÈVEMENT	EAU RÉSIDUAIRE DE	CONSTATATIONS
Évreux (Eure). .	S. M. Eure-et-Loir .	Papeterie.	Contamination de l'Eure et de l'Iton.
Mirecourt (Vosges).	V. — Vosges. . . .	Brasserie.	Contamination de l'Illon.
Nantes (Loire-Inférieure).	Loire-Inférieure. . .	Limite de la salure des eaux de la Loire	
Marseille (Bouches-du-Rhône)	A. — Bouches-du-Rhône.	Tannerie	Contamination de l'Huveanne.
Saint-Loup (Hte-Saône).	A. — Haute-Saône .	Tréfilerie et laminoirs.	Contamination de la Semouse.
St-Gobain(Aisne)	F. — Aisne.	Sucrerie	Contamination . . .
Abbeville (Somme).	E. — Somme. . . .	Sucrerie	Id.
Id.	St-R. — Id.	Sucrerie	Id.
Id.	C. — Id.	Sucrerie	Id.
Id.	H. — Id.	Distillerie.	Id.
Id.	N. — Id.	Id.	Id.
Saint-Julien (Ain)	S. C. — Ain.	Fabrique de produits pharmaceutiques.	Empoisonnement présumé du poisson.
Saint - Hippolyte (Doubs).	D. — Doubs	. . . .	. . . .
Beauvais (Oise).	M. — Oise	Fabrique de tapis. .	Empoisonnement du poisson.
Id.	V. — Oise	Fabrique de cyanure de potassium et sodium.	Id.
Abbeville (Somme).	H. — Somme. . . .	Distillerie.	Contamination.. . .
Id.	N. — Id.	Id.	Id.
Dieppe(Seine-Inférieure).	A. — Seine-Infér.. .	Sucrerie	Id.
Vitry-le-François	. . . .	Sucrerie	Id.
Moutiers (Savoie)	N. et B. — Savoie .	Fabrique de carbures.	Empoisonnement du poisson.
Nantes (Loire-Inférieure).	C. — Loire-Infér.. .	Papeterie.	Contamination de la Sèvre.
Beauvais (Oise).	H. — Oise	Fabrique de sodium.	Empoisonnement du poisson.
Moutiers (Savoie)	D. et B. — Savoie .	Fabrique de carbures.	Id.

DATE	CONCLUSIONS DES ANALYSES
Septembre 1905 .	Les eaux doivent être débarrassées des matières cellulosiques qu'elles entraînent et qui, se déposant dans l'Iton, y fermentent et nuisent aux poissons.
Id.	L'eau résiduaire contient en solution et en suspension une trop grande quantité de matières organiques pour être déversée dans un cours d'eau d'aussi faible courant.
Octobre 1905 . .	Cette limite a pu être fixée à Cordemais Migron.
Id.	Contamination peu importante, mais les déversements doivent être surveillés.
Id.	Eaux résiduaires contenant du plomb et des acides libres très nuisibles pour les poissons et les autres animaux.
Novembre 1905 .	Eaux peu contaminées.
Id.	Eau très peu contaminée. Exiger une meilleure décantation.
Id.	Eaux contaminées, doivent être épurées.
Id.	Id.
Décembre 1906. .	Eau peu contaminée.
Id.	Id.
Février 1906. . .	Les eaux contiennent des traces d'alcaloïdes toxiques, probablement inoffensifs à ces doses.
Juillet 1906 . . .	Eaux non acides.
Id.	Eaux nuisibles, contiennent de l'acide sulfureux et de l'acide sulfurique.
Août 1906	Aucun produit nuisible.
Décembre 1906 .	Pas de contamination par l'eau résiduaire.
Id.	Contamination très faible.
Janvier 1907. . .	Contamination peu importante. On doit exiger une meilleure décantation des eaux.
Id.	Eaux chargées de matières organiques, mais la grande dilution dans les eaux de l'Aisne semble les rendre peu nuisibles.
Février 1907. . .	Les matières résiduaires, soumises à l'analyse, déversées dans l'Isère, sont toxiques pour le poisson.
Mai 1907.	Eau peu souillée de matières organiques solubles. On doit exiger une meilleure décantation des eaux.
Id.	L'eau de la rivière ne contient pas de produits toxiques : il n'en est pas de même de l'eau résiduaire qui, si elle est déversée dans la rivière, peut causer la mort du poisson.
Juin 1906	Mêmes conclusions que dans le rapport de février 1907.

INSPECTION	LIEU DE PRÉLÈVEMENT	EAU RÉSIDUAIRE DE	CONSTATATIONS
Beauvais (Oise).	M. — Oise	Tannerie	Contamination du Thérain.
Le Mans (Sarthe)	M. — Mayenne . . .	Mines d'anthracite .	Contamination . . .
Clermont (Puy-de-Dôme).	. . . .	Distillerie.	Contamination du Jauron.
Abbeville (Somme).	E. — Somme. . . .	Sucrerie	Contamination . . .
Id.	C. — Id.	Id.	Id.
Vouziers	A. — Aisne.	Sucrerie et distillerie.	Id.
Bourg-Saint-Andéol (Ardèche).	F. — Ardèche. . . .	Fabrique de produits chimiques.	Contamination de l'Ouvèze.
Dieppe (Seine-Inférieure).	A. — Seine-Infér.. .	Fabrique de soie artificielle.	Empoisonnement du poisson.
Id.	Id.	Id.	Id.
Id.	Id.	Id.	Id.
Nantes (Loire-Inférieure).	A. — Loire-Infér.. .	Papeterie.	Contamination de la Sèvre-Nantaise.
Bains (Vosges) .	. . . .	Féculerie.	Contamination . . .
Dijon (Côte-d'Or)	. . . .	Fabrique de produits pyroligneux.	Empoisonnement du poisson.
Nantes (Loire-Inférieure).	A. — Loire-Infér.. .	Papeterie.	Contamination de la Sèvre-Nantaise.
Épinal (Vosges).	. . . .	Teinturerie.	Contamination de la Moselle.

DATE	CONCLUSIONS DES ANALYSES
Juillet 1907 . .	Les eaux renferment des produits nuisibles (sulfures), des matières organiques en grande quantité et elles ont une alcalinité trop forte. Ces eaux, déversées dans une rivière à faible débit, doivent causer la mort du poisson.
Août 1907 . . .	Ces eaux acides, très minéralisées et riches en fer, sont nuisibles à la vie du poisson.
Septembre 1907 .	Ces eaux, chargées de matières organiques polluant le ruisseau peu important dans lequel elles se jettent, doivent être épurées.
Novembre 1907 .	Eau peu contaminée.
Décembre 1907 .	*Id.*
Id.	Eaux contaminées.
Janvier 1908 . . .	Eaux acides et riches en fer, nuisibles aux poissons.
Février 1908 . . .	Les eaux ne contiennent pas de produits toxiques, si ce n'est des proportions anormales de sulfates alcalins qui peuvent nuire à certains poissons très sensibles comme les truites. On ne peut déterminer exactement la cause de l'empoisonnement.
Id.	Mêmes conclusions.
Mars 1908	L'analyse démontre la présence, dans les eaux, d'alcalis libres toxiques pour les poissons.
Id.	Les eaux sont acides, ce qui est très nuisible aux poissons, et contiennent des matières cellulosiques en suspension. Les eaux doivent être rendues légèrement alcalines et débarrassées des matières en suspension.
Avril 1908	Eaux très contaminées et nuisibles aux poissons.
Mai 1908	Les produits examinés sont toxiques pour les poissons.
Id.	Mêmes conclusions qu'en mars.
Juin 1908	Échantillon trop peu important. Il n'a pas été possible de caractériser de composés toxiques.

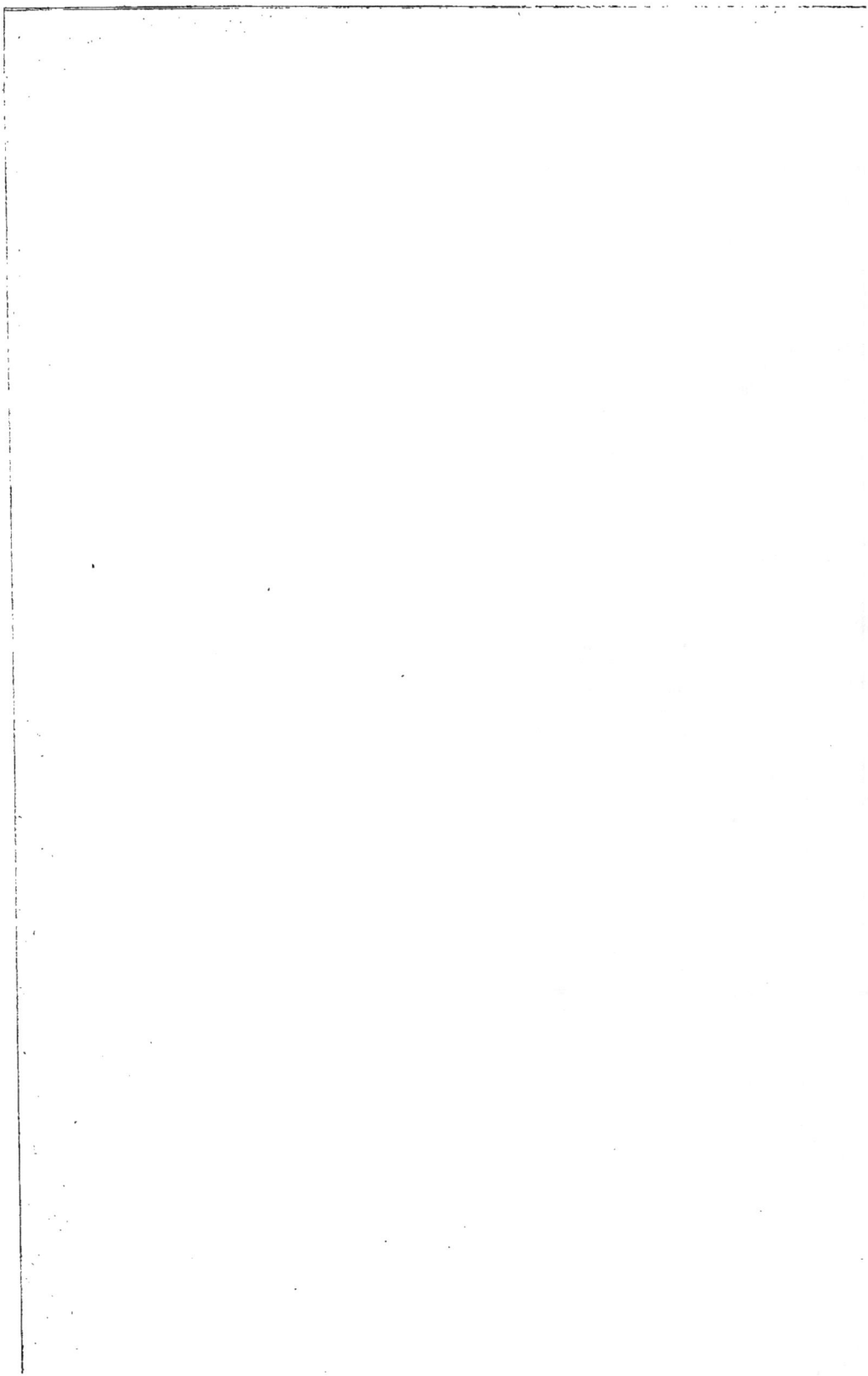

TABLE DES MATIÈRES

TABLE DES PLANCHES, FIGURES ET GRAPHIQUES

PLANCHES

FIGURES

GRAPHIQUES

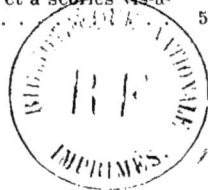

63637. — PARIS, IMPRIMERIE GÉNÉRALE LAHURE
9, rue de Fleurus, 9.

www.ingramcontent.com/pod-product-compliance
Lightning Source LLC
Chambersburg PA
CBHW071649200326
41519CB00012BA/2459